ESSAI

SUR

L'INFECTION PURULENTE.

Rionoux, Imprimeur de la Faculté de médecine, rue Monsieur-le-Prince, 29 *bis*.

ESSAI

SUR

L'INFECTION PURULENTE

PAR

Louis FLEURY,

Professeur agrégé à la Faculté de Médecine de Paris, etc.

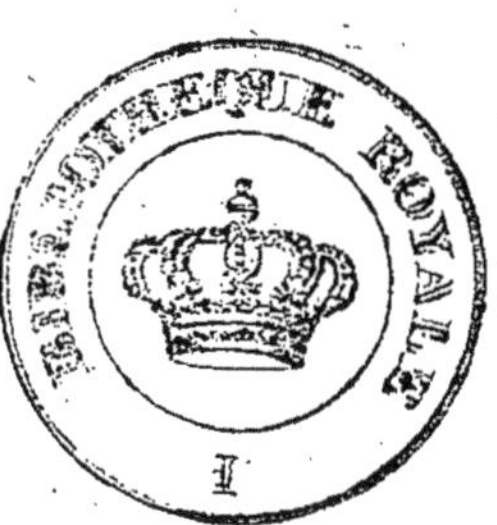

.... Seu vulnus externe inflictum, seu noxa interne inusta
fuerit, non hæret in affecta parte malum, sed ulterius
imo per universum corpus cito diffunditur.
(MEAD, Introductio, *de Venenis*.)

PARIS.

ANCIENNE MAISON BÉCHET JEUNE,
LABÉ, SUCCESSEUR, LIBRAIRE DE LA FACULTÉ DE MÉDECINE,
place de l'École-de-Médecine, 4.

1844

On connaît les nombreuses difficultés qui environnent encore l'étude de l'infection purulente, et l'on ne s'attend point, sans doute, à les voir toutes disparaître dans ce travail.

Voici les points qui, dans cette vaste question, ont particulièrement fixé mon attention. Je me suis efforcé de démontrer :

1° Que la phlébite est une cause possible d'infection purulente ;

2° Que la phlébite n'est pas la seule cause possible d'infection purulente ;

3° Que l'absorption du pus en nature n'est plus inadmissible depuis certaines recherches sur la formation du pus, et quelques observations microscopiques récentes ;

4° Que la génération spontanée du pus, en l'absence de toute phlegmasie primitive, est un être de raison dans l'état actuel de la science.

5° Que l'infection purulente ne doit pas être confondue avec l'infection putride, mais que l'on ne peut pas encore établir des limites précises entre ces deux espèces d'intoxication.

La troisième et la cinquième de ces propositions exigent, dès à présent, quelques développements.

L'observation nous conduit de plus en plus à séparer l'infection putride de l'infection purulente ; et quelques auteurs ont cru trouver, dans les données qu'elle fournit, une nouvelle preuve en faveur de l'opinion qui considère la phlébite comme la seule cause possible de la pyohémie. « Tous les faits, disent-ils, qui ont été cités comme des exemples d'infection purulente *par absorption du pus,* doivent être rattachés à la phlébite ou à l'infection putride. »

Cette assertion ne saurait être admise, puisqu'il existe des cas nombreux d'infection purulente caractérisée par la présence d'abcès dits métastatiques, survenue en l'absence de toute phlébite, chez des sujets portant des surfaces en suppuration.

L'infection putride peut exister isolément ; en est-il de même de l'infection purulente *par absorption ?* Peut-être les matériaux solides du pus ne sont-ils portés par l'absorption, dans le torrent circulatoire, que lorsque le pus a subi une certaine décomposition ; et peut-être, dans ce cas, l'infection purulente *par absorption* est-elle toujours accompagnée de l'infection putride. Il ne m'a pas été donné de pouvoir résoudre ces questions ; mais, forcé par les faits d'admettre l'absorption purulente, j'ai cru devoir m'appuyer sur des recherches récentes de pyogénie et sur trois faits observés, deux par M. P. Bérard, le troisième par M. Gavarret, pour montrer que cette absorption est admissible, et qu'on ne peut plus lui opposer, d'une manière absolue, le volume des globules purulents. Je sais que les recherches et les faits invoqués par moi ont besoin d'être plus complétement étudiés; mais il m'a semblé qu'il fallait, dès aujourd'hui, les prendre en considération, et je n'ai pas eu, d'ailleurs, la prétention d'établir définitivement l'histoire de l'infection purulente : il ne s'agit ici que d'un travail de discussion.

Pour traiter mon sujet avec ordre et d'une manière convenable, j'ai jugé nécessaire de le diviser de la manière suivante :

1° *Synonymie et définition;*

2° *Altérations anatomiques;*

3° *Symptômes, marche, durée, terminaisons de la pyohémie;*

4° *Diagnostic et pronostic de la pyohémie;*

5° *Causes de la pyohémie;*

6° *Traitement de la pyohémie;*

7° *Mécanisme et nature de la pyohémie;*

8° *La pyohémie considérée comme cause de maladies;*

9° *Historique.*

§ I.

SYNONYMIE ET DÉFINITION.

Synonymie. — Je rechercherai à la fin de ce travail (voy. *Historique*) si, sous le nom de fièvre des amputés, de fièvre ataxique, adynamique, putride, les anciens n'ont pas souvent décrit les phénomènes morbides qui se lient à l'infection purulente; je montrerai le sens que l'on doit attacher aux mots de *putrescence du sang*, employés par Huxham, Pringle, etc. Ici, je ne m'occuperai que des diverses dénominations qui ont été données, par les auteurs contemporains, à l'état organo-pathologique constitué par une altération déterminée : la présence de pus dans le sang.

Diathèse purulente. Avec quelques auteurs, M. Nonat donne à l'altération constituée par la présence de pus dans le sang le nom de *diathèse purulente*, et il distingue celle-ci en *symptomatique* et en *essentielle*. La première espèce peut être produite par une phlébite, ou par la résorption opérée à la surface d'une plaie; dans la seconde, du pus se forme en plusieurs points du corps, sans que l'on puisse rattacher son développement soit à une phlébite, soit à la résorption (1).

____

(1) Nonat, *des Diathèses*, thèse d'agrégation; Paris, 1838, p. 26-30.

Sans entrer dans une discussion qui m'entraînerait trop loin, et qui d'ailleurs serait étrangère à mon sujet, je dirai que M. Nonat me paraît avoir mal compris et mal appliqué le mot *diathèse*.

Ainsi que M. Monneret et moi l'avons déjà écrit ailleurs (1), la prédisposition ne peut être complétement séparée de la diathèse que si l'on donne à ce dernier mot une signification différente de celle qui lui a été attribuée jusqu'à présent.

Dire que « la prédisposition exige, pour se manifester, l'intervention d'un cause occasionnelle, tandis que la diathèse développe ses effets indépendamment de toute cause de ce genre » (2), c'est établir une proposition deux fois fausse, et M. Nonat ne tarde pas à se contredire lui-même, car il cite comme des exemples de *diathèse* purulente les individus chez lesquels *les plaies les plus légères suppurent longtemps* (3).

En se plaçant au point de vue de M. Nonat, la diathèse, si elle n'est pas la prédisposition, est une maladie générale, tantôt bien caractérisée (*hémite, anémie, pléthore,* etc.); tantôt une altération encore inappréciable pour nos moyens d'investigation, mais qui n'en constitue pas moins

---

(1) Monneret et Fleury, *Compendium de médecine pratique*, art. DIATHÈSE, t. III, p. 58, 59.

(2) Nonat, thèse citée, p. 2.

(3) Nonat, ibid., p. 30.

une maladie générale (*pyrexie, septicohémie*, etc.). Le mot diathèse doit disparaître du langage médical. Cette manière de voir me semble être complétement partagée par MM. Piorry (1) et Andral. « Ainsi, dit ce dernier auteur, la prétendue diathèse inflammatoire des femmes enceintes s'expliquerait par la tendance qu'a la fibrine à atteindre, chez elles, son maximum physiologique. » (2).

En appliquant ces données à la présence du pus dans le sang, il est évident : 1° que la *diathèse purulente symptomatique* de M. Nonat doit se traduire par pyohémie par phlébite, et pyohémie par résorption purulente ; 2° que sa *diathèse purulente essentielle*, si l'on admet son existence, doit être dénommée *fièvre purulente*, car elle est constituée par une *pyrexie, c'est-à-dire par une maladie générale fébrile, sans aucune altération appréciable, essentielle, primitive* (3), existant en l'absence de toute phlegmasie : c'est une génération spontanée de pus.

Phlébite ; résorption purulente ; fièvre purulente. Ces dénominations ont été employées par les auteurs qui professent que la présence du pus dans le sang est due à une cause unique, toujours

---

(1) Piorry, *Traité de pathologie iatrique*, t. 1, p. 487-492.
(2) Andral, *Essai d'hématologie pathologique*, p. 101 ; Paris, 1843.
(3) Monneret et Fleury, *Compendium*, art. FIÈVRE, t. IV, p. 2.

la même ; cause qui, pour les uns, est la phlébite ; pour les autres, un phénomène de résorption ; pour quelques-uns, enfin, une *modification
de l'organisme caractérisée par la tendance à la
production du pus dans les solides et dans les liquides coagulables de l'économie* (1). La suite de ce
travail montrera, je l'espère, que ces dénominations
ne doivent trouver place que dans le chapitre consacré à l'étude des différentes causes qui peuvent
donner lieu à la présence de pus dans le sang.

Infection purulente. Cette dénomination pourrait être adoptée sans inconvénients, si le mot *infection* était parfaitement défini ; s'il n'était pas
appliqué à des altérations générales fort éloignées
les unes des autres, dans les cadres nosologiques ;
et si l'on n'était pas forcé, en l'acceptant, de placer, ainsi que l'a fait Copland (2), la pyohémie à
côté de l'infection paludéenne, par exemple. J'ai
d'ailleurs montré, avec M. Monneret, que si l'on
veut donner au mot *infection* un sens précis, il ne
faut l'appliquer qu'à l'effet produit par une action
toxique exercée sur l'homme *par un air contaminé*,
qu'à un véritable empoisonnement miasmatique (3).

---

(1) Tessier, *De la Diathèse purulente*, in *l'Expérience*, n° 30, juin
1838, t. ii, p. 81.

(2) Copland, *A Dictionary of practical medicine*; London, 1844,
t. ii, p. 347.

(3) Monneret et Fleury, *Compendium*, art. INFECTION, t. v, p. 167.

Pyohémie. Cette dénomination, empruntée à l'onomapathologie créée par M. Piorry, est celle que j'adopterai, parce qu'elle exprime l'état organopathologique que je dois étudier, sans préjuger la cause de l'altération.

Définition. — La pyohémie est une *maladie générale, pyrétique, causée par le mélange avec le sang d'un pus non spécifique, ou tout au moins d'un pus n'agissant que comme pus simple, et dans laquelle cette altération est toujours consécutive.*

Je suis obligé de développer les différents termes de cette définition, dont la responsabilité me revient toute entière.

La pyohémie est une maladie générale. Sur ce point, il ne saurait y avoir de contestation : quelle que soit la doctrine que l'on professe sur la manière dont le pus est introduit dans le sang, il faut reconnaître que la maladie produite par le mélange de ces deux liquides affecte tous les systèmes de l'économie, et qu'elle porte à la fois sur les liquides et sur les solides.

La pyohémie est une maladie pyrétique, car elle s'accompagne de tous les phénomènes qui caractérisent le mouvement fébrile; les modifications de la calorification et du pouls, les exacerbations régulières ou irrégulières qui se manifestent, ne suffisent-elles pas pour établir l'existence de l'état fébrile? S'il est une maladie qui mérite d'être placée parmi les grandes pyrexies, c'est assurément l'infection purulente.

La pyohémie résulte du mélange avec le sang d'un pus non spécifique ou n'agissant que comme pus simple. Si l'on n'adoptait pas cette proposition, il faudrait admettre des pyohémies varioleuse, morveuse, farcineuse. Or, dans ces différentes maladies, il existe un modificateur *sui generis,* dont nous ne connaissons pas la nature, mais dont la présence se révèle par des phénomènes symptomatiques spéciaux, qui se rattachent à la présence du virus et non à celle du pus qui sert de véhicule à celui-ci. Je reviendrai avec détails sur ce point important.

L'altération du sang est toujours consécutive. Cette dernière proposition sera rejetée par quelques personnes dont ce travail ne modifiera point les opinions ; mais elle repose, je crois, sur des bases qui, dans l'état actuel de la science, sont les seules sur lesquelles il soit permis de s'appuyer. Cette question sera d'ailleurs longuement développée (§ VII).

§ II.

ALTÉRATIONS ANATOMIQUES.

1° *Aspect du cadavre*. — « Il est un phénomène,
dit Maréchal, qui mérite l'attention des observateurs, et qui m'a paru être à peu près constant
dans tous les cas où j'ai trouvé, après la mort,
du pus au milieu des principaux viscères : c'est
une teinte jaune, plus ou moins prononcée, de
l'habitude extérieure du corps, et qu'à l'ouverture des cadavres on trouve souvent répandue sur
tous les organes. La conjonctive elle-même n'en
est pas exempte, et l'on pourrait d'autant plus
facilement rattacher cette coloration à un ictère,
que, dans quelques cas, on rencontre des désordres très-considérables dans le foie. Mais comme
cet organe et ses canaux excréteurs sont souvent
dans un état complet d'intégrité, alors même que
cette teinte est portée très-loin, et comme, d'un
autre côté, elle est presque constante, je ne balance pas à l'attribuer à la présence de pus transporté vers toutes nos parties, comme la bile l'est
dans la jaunisse, et, comme ce dernier liquide, manifestant sa coloration jaunâtre. Dans un cas où
cette coloration jaunâtre était portée très-loin, et
où elle aurait pu faire croire à un ictère et à des
altérations profondes au milieu de la substance du

foie, cet organe était tout à fait sain, et sa coloration naturelle contrastait singulièrement avec la teinte jaune plus ou moins uniformément répandue sur tous les autres organes » (1).

Le fait annoncé par Maréchal est exact, bien que, cependant, il ne soit pas constant : la présence du pus dans le sang est en effet la cause de la coloration jaunâtre, mais elle n'en est pas toujours la cause immédiate ; souvent la coloration morbide est une véritable coloration ictérique, ainsi que le démontre la présence de la matière colorante de la bile dans les urines, présence que l'on constate parfaitement au moyen de l'acide nitrique ou d'un réactif plus fidèle encore, l'iodure ioduré de potassium. La présence du pus dans le sang ne doit-elle pas, en effet, modifier les fonctions sécrétoires, sinon la texture, du foie ? Souvent, d'ailleurs, cet organe, sans présenter des abcès ou des altérations de texture très-prononcées, n'en est pas moins le siége de lésions parfaitement appréciables. J'ai observé avec M. Monneret plusieurs faits qui démontrent la vérité de cette assertion.

Je reviendrai, en parlant des symptômes de la

______

(1) Maréchal, *Recherches sur certaines altérations qui se développent au sein des principaux viscères, à la suite des blessures ou des opérations*; thèse de Paris, 1828, n° 43, p. 23.

pyohémie, sur la coloration jaune que présente le cadavre des individus qui ont succombé à une infection purulente, et je parlerai alors des pétéchies, des ecchymoses, que l'on rencontre également dans ces circonstances.

2° *État du sang.* — La présence du pus dans le sang peut-elle toujours être constatée à l'aide des divers moyens d'investigation que nous possédons? Il est fort difficile, pour ne pas dire impossible, de se prononcer à cet égard, dans l'état actuel de la science. Je vais indiquer rapidement les principaux travaux qui ont été entrepris dans ce but, en écartant les détails qui ne se rattachent pas à mon sujet, et qui appartiennent à l'histoire du pus.

Caractères physiques. — L'*inspection* suffit quelquefois pour démontrer la présence du pus, lorsque celui-ci est déposé en grande quantité sur les parois des veines, qu'il n'est qu'incomplétement mélangé au sang, aux environs du lieu où une phlébite a donné lieu à sa production; ou bien, enfin, qu'il est réuni à l'état de pureté dans un abcès veineux, ou au centre d'un caillot. Dans ces cas, le pus se présente en effet avec des caractères physiques qui ne permettent pas de le méconnaître. Cependant, et je me hâte de le dire, il ne faut jamais, à moins de force majeure, se contenter de la simple inspection, même dans ces circonstances où l'erreur semble impossible.

On peut trouver, soit dans les vaisseaux, soit au centre d'un caillot sanguin, du *pus parfait*, semblable à celui qui a été appelé *pus louable, pus phlegmoneux*; dans un cas que je rapporterai plus loin, les veines tibiale postérieure, péronière et poplitée, ne renfermaient *que du pus*, de telle sorte que, vues à l'extérieur, elles étaient arrondies, comme tendues et jaunâtres

Dans les caillots, le pus est tantôt à l'état d'infiltration, de mélange avec le sang, tantôt réuni en foyer au centre du caillot. M. Velpeau a rencontré ces deux dispositions sur un même individu, chez lequel deux caillots fibrineux occupaient les deux oreillettes du cœur; à droite, une cuillerée de pus était rassemblée au centre du caillot; à gauche, le pus était infiltré dans le caillot, et ne pouvait en être isolé (1); souvent le pus est disséminé dans l'intérieur de concrétions fibrineuses plus ou moins considérables.

Quelquefois, lorsque le pus est emprisonné par une fausse membrane, par une oblitération veineuse, il se dépose sur les parois de la cavité qui le contient, et y forme, comme dans les abcès,

---

(1) Velpeau, *Rech. et obs. sur l'altération du sang dans les maladies*, in *Revue médicale*, 1826, t. III, obs. 3, p. 75.

3

une couche tomenteuse plus ou moins épaisse.

Lorsque le pus circule avec le sang encore fluide, il se présente sous des aspects différents, pour l'appréciation desquels l'*inspection* devient complétement insuffisante.

Tantôt le pus s'offre à l'observateur sous la forme de grumeaux isolés, tantôt sous celle de flocons grisâtres, d'un jaune sale, friables. M. Velpeau a vu, dans le sang, des grumeaux mélangés çà et là de noir, de jaune, de blanc, de verdâtre, ayant une contexture granulée qu'on fait surtout ressortir en les coupant ou bien en les écrasant sous le doigt ; ces grumeaux renferment quelquefois des gouttelettes de pus (1).

Souvent le pus est intimement mélangé avec le sang, et comme délayé dans celui-ci ; l'*inspection* ne fait alors découvrir dans les vaisseaux qu'un seul liquide, dont les caractères physiques varient singulièrement, et qu'on a comparé à une bouillie grisâtre, à un extrait de plante un peu brûlé, battu avec des œufs peu cuits, etc. (Velpeau). Presque tous les auteurs s'accordent à dire que, dans la pyohémie, le sang est plus noir et beaucoup *plus fluide* que dans l'état normal, et comme dissous (Huxham). Quelques auteurs prétendent, au

---

(1) Velpeau, *Leçons orales de clinique chirurgicale*, recueillies par M. Pavillon ; Paris, 1841, p. 6.

contraire, que la présence du pus dans le sang favorise la coagulation de ce dernier liquide. Dans les artères, suivant M. Tessier, le sang est le plus souvent séparé, 1° en caillots fibrineux blancs, plus ou moins résistants, ou très-denses, ou infiltrés de sérosité louche et trouble ; 2° en un fluide séreux, ténu, tenant en suspension une grande quantité de parcelles fibrineuses, noirâtres, de volume variable (1).

Du pus peut-il être mélangé au sang, sans que les caractères *physiques* de celui-ci soient modifiés ?

« J'ai pris du pus, dit Legallois, et à mesure que le sang coulait d'une veine ouverte, j'ai mêlé intimement les deux liquides. La proportion était d'une partie de pus sur deux de sang. Après vingt-quatre heures de repos, j'ai examiné avec soin le sang ainsi mélangé, et si je n'eusse connu à l'avance qu'il contenait du pus, il m'eût été impossible d'en soupçonner la présence » (2). Cette même expérience, répétée par M. Donné, a fourni à ce dernier micrographe des résultats tout différents. Du sang mêlé, dans la proportion d'un tiers, avec du pus phlegmoneux frais, a fourni un caillot

---

(1) Tessier, mémoire cité, *l'Expérience*, t. II, p. 121.
(2) Legallois, *des Maladies occasionnées par la résorption du pus,* in *Journal hebdomadaire*, 1823, t. III, p. 350.

sans résistance, dans lequel la fibrine était devenue molle et diffluente ; le caillot était aussi d'une couleur foncée, livide, presque noire, et la matière colorante s'était en partie dissoute dans le sérum (1).

Selon quelques auteurs, le caillot présenterait encore, dans ces cas, un caractère important, signalé par Legallois lui-même. « Des petits points blanchâtres, presque imperceptibles, d'une consistance bien inférieure à celle de la fibrine, seraient disséminés *dans le caillot,* et ne seraient autre chose que des gouttelettes de pus. » Cette disposition doit être rapportée à l'état de mélange incomplet, dans lequel la coagulation de la fibrine a surpris les deux liquides au moment de la formation du caillot ; elle ne saurait, par conséquent, être constante.

Chez plusieurs malades affectés d'hémito-pneumonite, d'abcès dans les poumons, M. Piorry a rencontré dans le sang une altération qu'il a décrite avec beaucoup de soin.

« Au sortir de la veine, le sang ne diffère pas, au premier aspect, de ce que l'on observe à l'état normal ; lors de sa coagulation, la *couenne* présente des granulations particulières. *Ces granula-*

---

(1) Donné, *Cours de microscopie complémentaire des études médicales;* Paris, 1844, p. 192.

tions, situées dans l'épaisseur de la couenne, plus près du caillot que de la surface de celle-ci, ont une couleur grisâtre, plus foncée au centre qu'à la circonférence. Leur teinte se confond par nuances insensibles avec celle de la couche où elles sont déposées. Leur volume varie : quelquefois elles sont tellement petites, qu'à peine leur grosseur égale celle d'une graine de pavot, et d'autres fois il en existe de plus grosses qu'un grain de chènevis. Dans deux cas, il a été possible de les piquer avec la pointe d'un scalpel, et de les séparer ainsi du reste de la couche pseudomembraneuse ; alors leur apparence était d'un gris foncé, leur consistance était molle. Toutefois, elles avaient assez de solidité pour que la division par un instrument bien coupant fût possible. *On ne voyait pas à leur centre de véritable pus.* Le nombre des granulations variait infiniment. Plus elles étaient petites, et plus elles étaient nombreuses » (1).

Désireux de s'éclairer sur la nature de ces granulations, et se demandant si elles ne pourraient pas être formées par du pus dont le développement serait dû à l'inflammation du sang, M. Piorry pria M. Donné de soumettre ces corpuscules à

---

(1) Piorry et Lhéritier, *Traité des altérations du sang* ; Paris, 1840. *Mém. sur la pyohémie*, p. 19-20.

l'examen microscopique. Voici quel fut le résultat de cet examen :

« En prenant un fragment de la couenne granulée, et en le soumettant à l'action d'un filet d'eau, de manière à enlever de la face inférieure tout le sang qui y adhère, les granulations persistent comme avant l'opération, et même leur couleur tranche davantage sur le fond presque blanc de la couenne. Si l'on incise alors l'une de ces granulations, soit sur la face inférieure, soit sur la supérieure, on voit qu'elles sont formées *par de très-petits caillots, qui sont emprisonnés dans la couenne.* En effet, après la sortie de ces petites masses sanguines, la couenne présente à la place de chacune des granulations une cavité, une vacuole d'une capacité proportionnée à la grosseur du caillot. La couenne, débarrassée, par des incisions et des lavages, des *globules* qui se trouvent ainsi emprisonnés dans ses mailles, présente un aspect particulier, et, vue par transparence, elle est comme criblée d'une multitude de petits trous » (1).

En tenant compte des termes employés par M. Donné dans cette description, on serait conduit à penser que les granulations en question n'étaient autre chose que des globules sanguins, qui, dans

____

(1) Donné, *Mémoire sur les caractères distinctifs du pus*, etc., in *Archives générales de médecine*, 1836, t. XI, p. 449.

une coagulation rapide ou troublée, n'avaient pas eu le temps d'obéir aux lois de la pesanteur, et qui, saisis par la formation de la couenne, étaient restés emprisonnés dans celle-ci.

Mais, ainsi que le fait remarquer M. Piorry, l'examen microscopique a été tardif; il n'a été fait que le quatrième jour après la saignée, lorsque déjà l'aspect grisâtre des granulations était devenu plus foncé (1).

Des recherches cliniques ultérieures ont, je crois conduit M. Piorry à professer, sur la nature de ces granulations, une opinion qui a été exprimée par M. Lhéritier dans les termes suivants :

« Assurément ces petites masses granulées ne sont pas du véritable pus ; mais si l'on réfléchit au travail de la formation de cette matière, on sera vivement tenté de croire que les granulations ne sont autre chose que du pus incomplétement formé » (2).

M. Mandl a indiqué le procédé suivant comme propre à faire reconnaître la présence du pus dans le sang :

« On bat le sang, au sortir de la veine, avec une baguette de verre, pour en séparer la fibrine. S'il est pur, il se forme sur la baguette une membrane

----

(1) Piorry, mémoire cité sur la *pyohémie*, p. 20.
(2) Lhéritier, *Traité de chimie pathologique*, etc. ; Paris, 1842, p. 230.

élastique continue, sans lambeaux ni filaments, causant, entre les doigts qui la pressent, une sensation semblable à celle que produit la gomme élastique mouillée, et dont la couleur, d'abord rouge, devient jaunâtre par le lavage. Si, au contraire, il existe une petite quantité de pus dans le sang, un soixantième environ, il se forme, non plus une membrane, mais une accumulation de lambeaux filamenteux, sans élasticité, et d'autant plus mous que la quantité de pus mélangé est plus grande. Ces lambeaux filamenteux sont rouges ; mais, par le lavage, ils deviennent beaucoup plus blancs que la fibrine pure. Si la quantité de pus est plus considérable, il ne se forme ni membrane ni lambeaux filamenteux » (1).

M. Lhéritier refuse toute valeur à ce procédé, et l'expérimentation m'a également conduit à un résultat négatif.

Caractères chimiques. — Suivant Gueterbock, le pus serait caractérisé par une substance particulière, à laquelle il donne le nom de *pyine* ; Henle a montré que cette substance existe également dans le mucus, et qu'elle n'a pas l'importance que lui avait attribuée le premier observateur (2).

---

(1) Mandl, *Recherches sur la nature et l'origine du pus, son action sur le sang*, etc., in *l'Expérience*, n° du 20 août 1838, p. 245-246.
(2) Henle, *Anatomie générale*, trad. franç.; Paris, 1843, t. 1, p. 164.

En 1836, M. Donné a eu recours à un procédé d'analyse auquel il avait accordé une grande valeur, et qui était fondé sur l'action dissolvante qu'exerce l'ammoniaque sur les globules sanguins, en laissant intacts les globules du pus.

« Si la liqueur ne contient pas de globules purulents, disait M. Donné, le contact de l'ammoniaque fera tout disparaître instantanément ; le microscope ne fera découvrir aucune apparence de globules, et l'on ne verra plus, dans le liquide placé entre les deux lames de verre, que des parcelles sans forme, probablement dues à un peu de fibrine décomposée ; si, au contraire, du pus se trouve mélangé au sang, les globules purulents, après l'addition de l'ammoniaque, se montreront intacts et parfaitement distincts ; si quelques globules sanguins avaient échappé à l'action du réactif, ils seront tellement pâles que ceux du pus trancheront d'une manière remarquable. Il faut savoir toutefois que, si l'on attendait trop longtemps pour examiner le liquide après l'addition de l'ammoniaque, le pus lui-même pourrait être dissous par le réactif (2).

Dans le *Cours de microscopie* que vient de publier M. Donné, il n'est pas fait mention de ce procédé d'analyse, et quelques micrographes as-

---

(1) Donné, mémoire cité, p. 160-161.

4

surent aujourd'hui, avec M. Mandl (1), qu'il n'a aucune valeur, puisque l'ammoniaque agit, à peu de chose près, sur les globules du pus comme sur ceux du sang ; mais je dois dire, cependant, que MM. Andral et Gavarret continuent à considérer l'ammoniaque comme un excellent moyen, pour établir une distinction entre les globules purulents et les globules sanguins, lorsque l'examen a lieu immédiatement. « Il y a si bien une différence entre les globules de pus et les globules sanguins, dit M. Andral, que, si l'on verse un peu d'ammoniaque sur un mélange de pus et de sang placé au foyer du microscope, on voit tous les globules de sang disparaître, tandis que les globules de pus ne s'altèrent en aucune façon » (2).

Gueterbock, qui assure avoir constaté la valeur du procédé indiqué par M. Donné, propose de le simplifier en substituant à l'ammoniaque l'eau, qui, selon lui, dissout les enveloppes des globules du sang, tandis qu'elle ne produit point la même action sur le pus (3). Cette dernière assertion n'a pas été justifiée par les observations ultérieures.

Suivant M. Donné, l'eau iodée colore les glo-

---

(1) Mandl, mémoire cité, p. 214.

(2) Andral, *Essai d'hématologie pathologique*, p. 110.

(3) Gueterbock, *Essai physiologique sur le pus et la granulation*, in *l'Expérience*, n° du 5 mars 1838, t. I, p. 395.

bules purulents en jaune, et l'éther en sépare une certaine quantité de matière grasse (1).

Caractères microscopiques. — On a cru, pendant quelque temps, que le microscope fournissait des données précises pour distinguer les globules purulents des globules sanguins; les globules purulents, disait-on, sont facilement reconnaissables par leur volume plus considérable, et toujours à peu près le même; par leur régularité, leur uniformité d'aspect, leur forme sphérique, l'absence d'un noyau central, remplacé par des granulations, ou globulins, au nombre de trois ou quatre; disposition devenant plus évidente sous l'influence de l'acide acétique (2).

Aujourd'hui, ces caractères ne peuvent plus être acceptés qu'avec une certaine restriction. Le microscope permet, en effet, de distinguer les globules purulents des globules colorés du sang, quelles que soient les altérations connues subies par ces derniers; mais il n'en est pas de même pour les globules blancs du sang. Ceux-ci, au contraire, ressemblent tellement aux globules purulents, qu'on pourrait croire à la présence de ces derniers, alors qu'il n'en existe pas un seul sur le champ du microscope. Les micrographes déclarent

---

(1) Donné, *Cours de microcopie*, p. 185.
(2) Donné, ibid., p. 184.

aujourd'hui qu'ils ne connaissent pas un seul caractère capable d'établir cette distinction. On lit cependant, dans l'*Essai d'hématologie pathologique*, une phrase qui semble indiquer que M. Andral est parvenu à distinguer ces deux sortes de globules. Les caractères sur lesquels il s'appuie n'ayant pas été publiés, je ne puis que mentionner le fait.

En admettant que la présence du pus dans le sang puisse être constatée, il faudrait encore pouvoir, dans certains cas, reconnaître si le pus est phlegmoneux, cancéreux, tuberculeux ou syphilitique. M. Lebert (1) a cru pouvoir arriver à cette détermination au moyen de certains caractères que je n'énumérerai pas ici. Il me suffira de dire que M. Donné et la plupart des micrographes n'accordent pas à ces expériences la valeur qui leur est attachée par M. Lebert.

Aux incertitudes que fournissent comme résultats, les différents moyens d'investigation que je viens d'énumérer, s'ajoutent d'autres difficultés.

Le développement des symptômes de la pyohémie exige-t-il que des *globules* purulents soient mélangés au sang? La présence, dans ce dernier liquide, de la partie séreuse, granuleuse du pus, ne suffit-elle pas pour donner lieu aux accidents

---

(1) Lebert, *Compte rendu de l'Acad. des sciences*, in *Gazette médicale*, n° du... mars 1844.

de l'infection purulente? Le globule est-il nécessaire à la constitution du véritable pus? Deux faits
récents signalés par M. Bérard aîné (1), un fait qu'a
bien voulu me communiquer M. Gavarret, ne ten-
draient-ils pas à prouver, au contraire, que l'existence des globules ne se retrouve pas à toutes les
époques, dans toutes les conditions de la formation du pus, et que la présence des deux éléments
séreux et granuleux suffit pour caractériser un
véritable pus, formé sous l'influence d'une phlegmasie locale incontestable? Je reviendrai sur ces
importantes questions de pathogénie et de pyogénie.

En résumé, peut-on constater, d'une manière
positive, la présence du pus dans le sang, lorsque
le pus ne se présente pas dans les conditions que
j'ai indiquées comme propres à le faire reconnaître par la simple inspection? Voici comment
s'exprime aujourd'hui à cet égard un micrographe dont tout le monde connaît les laborieuses
recherches :

« Il n'est pas de sujet qui ait été plus étudié que
celui-ci, et j'y suis revenu, pour ma part, un grand
nombre de fois; il n'en est pas qui soit plus important, ni qui mérite à un plus haut degré l'attention du physiologiste et du médecin; mais,

---

(1) P. Bérard, *Dict. de méd.*, art. Pus, t. xxvi, p. 468.

malheureusement, il n'est pas non plus de question qui soit moins avancée quant aux moyens de reconnaître la présence du pus dans le sang, de constater le mélange des globules purulents avec les globules sanguins ; vingt fois j'ai cru le problème éclairci au point d'être résolu, et toujours, après un examen approfondi, j'ai dû renoncer à l'espoir de vaincre la difficulté que présente ce sujet ; et c'est qu'en effet la difficulté est telle, elle est tellement inhérente à la constitution même des deux substances qu'il s'agit d'analyser, qu'elle paraît de plus en plus insurmontable, à mesure que l'on connaît mieux la matière » (1).

Sans vouloir accorder aux divers procédés d'analyse que j'ai énumérés une valeur exagérée, je crois pouvoir dire que la conclusion de M. Donné est trop décourageante. En se plaçant au point de vue de M. Donné, c'est-à-dire en se demandant si l'on peut constater dans le sang la présence de *globules* purulents, il me semble que la réponse doit être, jusqu'à un certain point, affirmative ; ce n'est que dans le cas où des observations ultérieures viendraient démontrer que la présence primitive de *globules* n'est nécessaire, ni pour caractériser le pus, ni pour déterminer les accidents de l'infection purulente, qu'il faudrait non-seule-

---

(1) Donné, *Cours de microscopie*, p. 195.

ment pour le présent, mais peut-être pour l'avenir, renoncer à la constatation du pus dans le sang, par un autre moyen que l'observation clinique.

Le pus ne se rencontre pas, à beaucoup près, avec une égale fréquence dans les deux parties du système circulatoire : il est très-rare d'en trouver dans le système artériel; cependant, dans quelques cas peu nombreux d'affection purulente très-grave, on a trouvé du pus dans les cavités gauches du cœur, dans l'aorte, et même dans presque toutes les artères du corps.

Dans le système veineux, le pus peut être rencontré dans une étendue très-variable; tantôt, on ne le *constate* que dans une ou deux veines, tantôt dans un grand nombre ou même la presque totalité des vaisseaux de cet ordre. Assez fréquemment on a trouvé du pus dans les cavités droites du cœur : MM. Velpeau (1), Legallois (2), ont cité des faits de ce genre; M. Gavarret m'a dit en avoir rencontré plusieurs. Suivant la remarque faite par ce professeur, lorsque l'on trouve du pus dans les cavités droites du cœur, des abcès dits métasta-tiques existent presque toujours dans les poumons, et ceux-ci, faisant les fonctions d'une es-

---

(1) Velpeau, *Recherches et observations sur l'altération du sang dans les maladies*, loc. cit., obs. 1, 2, 3.
(2) Legallois, mémoire cité, obs. 4.

pèce de crible, mettent obstacle au passage du
pus dans les cavités gauches.

Les observations suivantes mettront en évi-
dence quelques-unes des altérations anatomiques
que je viens de décrire.

Observation I. — Une jeune femme de vingt-sept ans ac-
couche naturellement et heureusement; le lendemain elle
est prise de frisson, de fièvre, etc. Elle meurt le vingt-
neuvième jour.

Autopsie. «Les poumons étaient un peu verdâtres dans
une partie de leur étendue. Le lobe inférieur du poumon
droit était d'un rouge livide plus ou moins foncé, offrait à
sa partie moyenne, dans la largeur d'une pièce de 5 francs,
une fausse membrane qui recouvrait une petite portion du
parenchyme pulmonaire un peu endurci, au milieu de laquelle on trouvait de petits abcès de 4 à 5 lignes de diamètre, contenant un pus bien consistant, et tapissés par
une fausse membrane mince et molle. Un troisième abcès
du même volume, mais rempli d'un pus sanieux, existait
dans le même lobe, près de son point d'union avec le
moyen; dans le reste de son étendue, il était élastique,
beaucoup plus ferme qu'à l'ordinaire, sans engorgement ni
hépatisation. Le lobe supérieur contenait une grande quantité d'un fluide jaunâtre et spumeux.

«L'utérus, dont le volume était augmenté de près de
moitié, était ramolli dans toute l'étendue de son parenchyme. De part et d'autre, mais à droite principalement,
on voyait, sur le trajet des incisions pratiquées sur le corps
de l'organe, des ouvertures béantes de 2 lignes environ,
qui versaient un pus très-épais et très-jaune. Ces ouvertures étaient les orifices de canaux plus ou moins flexueux;

en les incisant à l'aide d'un stylet cannelé, on arrivait hors de l'utérus, à une double tumeur, dont l'une, un peu plus considérable que l'autre, avait 1 pouce et demi de haut sur 1 pouce de large environ. Elles étaient formées par l'assemblage des canaux qui viennent d'être indiqués, tout remplis de pus, lesquels se réunissaient en un canal unique, qui, après un trajet de 9 pouces, s'ouvrait dans la veine cave inférieure, immédiatement au-dessous des veines rénales. Ce canal, qui n'était autre chose que le tronc commun des veines de l'utérus et de l'ovaire du côté droit, avait 10 lignes de développement dans la majeure partie de son trajet, et 5 seulement à son embouchure dans la veine cave; il contenait du pus dans toute sa longueur, était tapissé par une fausse membrane très-mince, un peu rouge, avait plus de 1 demi-millimètre d'épaisseur, une couleur gris verdâtre, une sorte de demi-transparence, etc. » (1).

Obs. II. — Une phlébite se manifeste à la suite d'une saignée ; la malade succombe le quatorzième jour.

Autopsie. « La veine médiane basilique est presque entièrement oblitérée, et ses parois ont bien 1 ligne d'épaisseur ; toutes les autres veines qui viennent se rendre dans le tronc même de la basilique sont pleines d'un pus blanc et bien lié : la céphalique n'est pas malade. Jusqu'auprès de la clavicule, les parois de la veine brachiale et de ses racines sont très-fortement épaissies, et tapissées à l'intérieur d'une couche purulente concrète, très-distincte ; ce vaisseau est d'ailleurs rempli d'un pus très-liquide et d'une

____

(1) Louis, *Obs. de métrite sub-aiguë avec inflammation des veines utérines,* in *Arch. génér. de méd.,* 1826, t. x, p. 337, 341, 343.

couleur roussâtre , de plus en plus foncée à mesure qu'on se rapproche davantage de l'aisselle; ensuite cette matière, mêlée au sang, se retrouve en forme de bouillie claire , de manière à être reconnue par tous les assistants jusque dans l'oreillette et le ventricule droits du cœur, qui en sont entièrement remplis. L'état inflammatoire , au contraire , diminue assez rapidement, à partir de la veine axillaire , pour que , au niveau des muscles scalènes, la veine sous-clavière n'en présente plus aucune trace reconnaissable , et de telle sorte que l'intérieur du cœur et de la veine cave supérieure , après avoir été lavés , ont offert tous les caractères de l'état sain , ce qui a été constaté en présence de M. Cruveilhier» (1).

Obs. III. — Un homme ayant une fracture compliquée du coude meurt le vingt-quatrième jour, après avoir présenté les symptômes de l'infection purulente.

Autopsie. «A partir du pli du bras, la veine céphalique renferme, en petite quantité , de la matière d'un roux brun foncé , granuleuse ou concrétée , et qui paraît être composée de sang ou de fibrine et de pus ; la basilique offre la même disposition , mais d'une manière bien plus prononcée encore ; du pus bien distinct s'observe dans plusieurs points de sa longueur. Les veines tibiale postérieure et péronière, ainsi que la veine poplitée, sont complétement remplies de pus; en sorte que, vus à l'extérieur, ces vaisseaux sont jaunâtres, arrondis, et comme tendus. Dans la fémorale, les iliaques et la veine cave, on distingue du pus

---

(1) Velpeau , *Note sur quelques observations recueillies à la clinique chirurgicale de M. Cloquet,* in *Arch. gén. de méd.,* 1827, t. xiv, p. 500 , obs. 2.

en assez grande proportion , pus qui est tantôt en grumeaux isolés, et d'autres fois mêlé à des concrétions
fibrineuses , mais bien plus souvent délayé dans le sang
liquide , auquel il donne l'aspect d'un extrait de plante un
peu brûlé , battu avec des œufs peu cuits. La veine cave
supérieure et l'oreillette droite sont également remplies
par cette singulière matière , qu'on suit dans l'artère pulmonaire jusqu'aux dernières ramifications de ce vaisseau,
et qui , chose remarquable, se retrouve aussi dans les
veines pulmonaires et même l'aorte , seulement avec des
caractères moins éloignés de ceux du sang ordinaire » (1).

3° *État des veines.* — Les veines peuvent offrir des
altérations très-diverses qui appartiennent à l'histoire de la phlébite , et que je n'ai pas à décrire
ici avec détails ; il me suffira d'indiquer que leur
calibre est tantôt augmenté, tantôt diminué, tantôt
complétement oblitéré dans une étendue plus ou
moins considérable, et dans des points plus ou
moins nombreux ; que leurs parois présentent diverses colorations morbides qui ont été fort bien
décrites par MM. Ribes (2) et Tessier (3) ; que
ces parois peuvent être épaissies, recouvertes par
des couches pseudomembraneuses , ramollies,

---

(1) Velpeau, *Rech. et obs. sur l'altération du sang dans les maladies* , in *Revue médicale*, 1826, t. ii, p. 456-458 , obs. 2.

(2) Ribes, *Exposé succinct des recherches faites sur la phlébite,* in
Revue médicale, 1825, t. iii, p. 5.

(3) Tessier, mémoire cité, *l'Expérience,* n° du 30 juin 1838
t. ii , p. 84.

ulcérées, perforées, détruites dans un ou plusieurs points, de manière à permettre au liquide contenu dans le vaisseau de s'épancher dans le tissu cellulaire ambiant, etc.

Dans toute nécropsie pratiquée sur le cadavre d'un sujet ayant succombé à une infection purulente, il faut, si l'on veut remonter à la cause directe de la présence du pus dans le sang, procéder à l'examen des veines avec un soin extrême; il faut le poursuivre dans toutes les parties du corps, dans les rameaux les plus déliés, dans les veines des membres, des os, des viscères; souvent on trouve une veine enflammée bien loin du lieu où l'on s'attendait à la rencontrer. Si la science eût possédé un plus grand nombre d'observations *complètes*, elle eût été probablement mise à l'abri des longues discussions dont j'aurai à m'occuper dans ce travail.

Souvent on trouve dans les veines un ou plusieurs caillots de sang, plus ou moins mélangés de pus et complétement isolés, soit par des fausses membranes qui leur forment comme une espèce de kyste, soit par des oblitérations veineuses; quelquefois, dans une même veine, plusieurs caillots, placés à des distances plus ou moins éloignées les unes des autres, sont ainsi emprisonnés, de manière que le vaisseau présente une succession alternative de renflements et d'étranglements, qui le fait ressembler à certains boudins. Dans les cas de ce genre, on trouve dans les veines des collections purulentes limitées, circonscrites par des fausses membranes, des abcès *intra-veineux*, ainsi que les appelle Hunter. D'autres fois, les caillots sont libres dans l'intérieur du vaisseau, la circulation n'est pas interrompue, et le pus circule avec le sang. Quelquefois ces dispositions se montrent chez le même sujet dans des veines différentes.

Quelques observations vont fournir des exemples bien tranchés de ces différents états anatomopathologiques, qui d'ailleurs ont été admirablement décrits par Hunter.

Obs. IV.—Un homme succombe à un œdème de la glotte; à l'autopsie, on trouve « un caillot fibrineux entièrement décoloré, aplati et très-dense, engagé dans l'orifice auriculoventriculaire gauche; *il est revêtu d'une sorte de membrane séreuse accidentelle, mince, lisse, transparente comme une lame d'épiploon.* Le caillot a environ 2 pouces dans le sens de sa plus grande largeur, 1 pouce de large, et son épaisseur varie entre 2 et 6 lignes; l'une de ses faces présente une saillie irrégulière, dans laquelle on trouve gros comme un pois d'un pus parfaitement lié » (1).

Obs. V. —Un homme meurt, au bout de cinq jours,

---

(1) Costallat, *Journal hebdomadaire*, 1829, t. III, p. 10-13.

après avoir présenté les symptômes de l'infection purulente.

Autopsie. «On rencontra dans le foie des abcès multiples qui contenaient une matière purulente phlegmo-
neuse ; leurs parois étaient tapissées, en dedans, par une
couche pseudomembraneuse ; le tissu du foie était d'une
couleur brune ardoisée autour des abcès, dans une très-
petite étendue. A côté de ces abcès, le foie avait conservé
sa teinte normale et sa texture accoutumée. Le lobe droit
du foie contenait un très-grand nombre de foyers purulents ; quelques-uns étaient isolés, du volume d'une petite
noix ; d'autres réunis, agglomérés. Autour de ces foyers,
plusieurs veines étaient remplies de pus. *La suppuration s'é-
tendait, dans ces veines, à quelques pouces du foyer principal, où elle cessait brusquement ; plus loin on ne trouvait plus
que des caillots sanguins. Une fausse membrane, parfaitement développée, se trouvait sur les limites du pus* dans ces
différentes veines, qui appartenaient toutes aux ramifications de la veine porte.

«Les poumons contenaient également plusieurs foyers
purulents disséminés à la périphérie et à la base ; *autour
d'eux, le tissu pulmonaire était sain ;* enfin, les articulations
de l'épaule étaient pleines d'un liquide purulent.

«Le pariétal droit, dénudé de son périoste dans une étendue large comme une pièce de 30 sous, était couvert d'une
matière purulente ; du pus était épanché entre lui et la
dure-mère, entre celle-ci et l'arachnoïde. Au-dessous du
crâne, le foyer était peu abondant ; il occupait la même
étendue qu'à l'extérieur ; mais le pus renfermé dans la cavité de l'arachnoïde s'était répandu à la face supérieure du
cerveau.

«Le sinus veineux longitudinal supérieur contenait des
caillots jaunâtres mêlés de pus ; les sinus latéraux étaient

remplis de sang fluide non mêlé de pus. Plusieurs des veines qui se rendaient au sinus longitudinal étaient pleines de pus ; enfin, les veines du diploé du crâne étaient remplies du même liquide, dans les lieux qui correspondaient à sa dénudation» (1).

Obs. VI. — Une femme meurt d'une fièvre puerpérale survenue à la suite d'un avortement au terme de trois mois.

Autopsie. «Pus dans les articulations huméro - cubitale et tibio-fémorale gauches. Les poumons, incisés à la base et à la partie postérieure, laissent échapper une grande quantité de sérosité sanguinolente légèrement grisâtre. Du reste, on ne découvre aucun foyer purulent. Les veines pulmonaires, entièrement à l'état normal, renferment *des caillots fibrineux libres* dans leur intérieur, et formés d'un sang noirâtre dans lequel on remarque, çà et là, quelques petits points blanchâtres. Leurs parois ne présentent d'ailleurs ni coloration, ni consistance, ni épaisseur anormales. Un abcès du volume d'une petite noix, rempli par un pus bien lié, existe vers l'extrémité supérieure de la rate.

«Les vaisseaux de l'utérus sont revenus sur eux-mêmes, leur calibre est excessivement petit, et, malgré le soin que l'on apporte à les examiner, on ne voit aucune trace de suppuration dans leur intérieur. Les veines qui parcourent les ligaments larges, mais surtout celles qui en occupent la partie inférieure, qui vont se jeter dans la veine hypogastrique, sont fortement indurées ; elles sont béantes comme des artères, et laissent voir, dans leur intérieur, des

---

(1). Nonat, thèse citée, p. 33.

caillots fibrineux qui adhèrent fortement à leurs parois.
Toutes les ramifications des veines hypogastriques offrent
la même altération; leurs parois sont fortement indurées,
et elles sont remplies de caillots denses et serrés, *fortement adhérents aux parois*. Ces caillots sont d'un gris tirant
légèrement sur le jaune, ils s'écrasent facilement sous le
doigt, et sont formés de sang en partie décoloré et d'une
matière d'un gris jaunâtre, assez semblable, pour sa consistance, à de la matière tuberculeuse déjà un peu ramollie.
En poursuivant les vaisseaux, on arrive au tronc de la veine
hypogastrique, qui présente la même altération, ainsi que la
veine iliaque primitive.

«La veine cave inférieure est fortement distendue; ses
parois sont fortement épaissies, et cette altération s'étend
depuis la bifurcation de la veine cave jusque tout près de
son passage derrière le foie. *Sa cavité est remplie par des
concrétions pseudomembraneuses épaisses qui adhèrent à ses
parois*, et qui leur donnent un aspect granuleux, ainsi que
*par un long caillot qui, formé entièrement à sa partie infé-
rieure de pseudomembranes au milieu desquelles existe du pus
en nature*, présente vers sa partie supérieure une autre
composition; là, en effet, il est formé par *un coagulum sanguin mélangé avec du pus*. Du reste, *des fausses membranes
entourent encore cette dernière partie du caillot, et le font ad-
hérer aux parois du vaisseau*» (1).

L'existence, dans les veines, des caillots dont j'ai
parlé, les conditions anatomo-pathologiques qui

---

(1) Duplay, *Quelques observations tendant à éclairer l'histoire de
la phlébite utérine*, in *Archives générales de médecine*, 1836, t. XI,
page 66.

président à la formation de ces caillots et aux modifications ultérieures que l'on y observe, jouent un rôle tellement important dans l'étude du mécanisme de la pyohémie, que je suis obligé d'entrer à cet égard dans des détails circonstanciés, bien que ceux-ci appartiennent plus spécialement à l'histoire de la phlébite.

M. Cruveilhier professe la doctrine suivante :

Le premier effet de *toute phlébite*, soit traumatique, soit spontanée, est la coagulation du sang ; il se forme, au niveau de la portion de veine enflammée, une concrétion sanguine qui devient fortement adhérente, par tous les points de sa surface externe, aux parois du vaisseau (*phlébite adhésive*) ; du pus est sécrété par la veine enflammée (*phlébite suppurative*) ; ce pus, au lieu de se rassembler entre la veine et le caillot, en détruisant l'adhérence établie, pénètre dans le caillot et vient se réunir au centre de celui-ci : cette pénétration s'opère par un phénomène de capillarité, le caillot étant moins cohérent à son centre qu'à sa circonférence. Le pus est d'abord sanieux, parce qu'il est mélangé à la matière colorante du sang, puis il devient louable, lorsque cette matière colorante a disparu.

Pendant tout le temps que le pus est contenu dans le centre du caillot sanguin, les phénomènes sont locaux ; mais bientôt le caillot lui-même disparaît, et le pus se trouve en contact immédiat avec la veine. Alors deux cas peuvent se présenter :

Le pus reste isolé à l'aide des caillots sanguins qui occupent les extrémités de la veine enflammée, et alors tantôt il est absorbé et l'oblitération du vaisseau a lieu, tantôt il distend les parois veineuses ; celles-ci s'usent, se lacèrent, et le pus s'épanche à l'extérieur.

Le pus se mêle au sang, parce que le caillot obturateur, sourdement miné par l'absorption, se détache, entraîné par le torrent du liquide qui l'entoure (1).

M. Tessier accepte la première partie de la doctrine que je viens d'exposer, mais il repousse la seconde ; il proclame que la coagulation du sang est le *premier effet* de toute phlébite ; mais il nie qu'ultérieurement le pus puisse se mêler au sang par suite du ramollissement, de la fonte du caillot, de l'action exercée sur celui-ci par l'absorption, et par le torrent du liquide qui l'entoure.

A toutes les périodes de l'inflammation veineuse, dit M. Tessier, *le pus est séquestré dans le canal de la veine enflammée* par des caillots ou des fausses membranes ; *à aucune époque* de l'existence anato-

---

(1) Cruveilhier, *Anatomie pathologique du corps humain*, texte, pl. VI, liv. 4 ; pl. IV, liv. 8.

mo-pathologique de la phlébite, *son passage dans le sang n'est possible* (1).

Voici comment M. Tessier justifie cette assertion :

« Le premier effet de la phlébite *primitive simple*, c'est-à-dire de la phlébite qui se manifeste *avant toute altération du sang*, est la coagulation de ce dernier liquide. Le sang se prend en gelée; cette gelée *est entourée de toutes parts par une surface lisse, laquelle présente de suite un aspect membraniforme.* Or, cette surface fait communiquer l'intérieur du caillot avec les corps placés extérieurement à lui. Le caillot tend aussitôt à se condenser, en exprimant la partie aqueuse qu'il contient, et cette partie aqueuse s'écoule de tous côtés à travers la pellicule membraniforme extérieure. Celle-ci, après cette séparation, devient plus solide par la condensation de ses éléments. Or, pour que la séparation des deux éléments du caillot ait lieu, il faut que la sérosité soit résorbée par le tissu environnant. Pendant que l'absorption a lieu, la stratification du caillot s'opère; une circulation nouvelle établit, entre le tissu organisé et le caillot, qui s'organise, une communication qui rend leur adhérence de plus en plus solide, et leurs connexions

---

(1) Tessier, *Exposé et examen critique des doctrines de la phlébite et de la résorption purulente*, in *l'Expérience*, n° du 5 juin 1838, p. 2.

de plus en plus intimes. Mais, pour que ces phénomènes se fassent, il faut que le tissu ambiant
soit sain; or, tel n'est pas le cas d'une veine enflammée, dans les parois de laquelle les capillaires
(*vasa vasorum*), presque tous oblitérés, entravent
l'absorption, et où, par conséquent, l'adhérence
sera d'autant moins possible que l'inflammation de
la veine sera plus désorganisatrice. Qu'arrivera-
t-il alors? La portion du caillot, située dans le
foyer pathologique ne pourra ni se stratifier, ni
contracter une adhérence solide; tandis que le
caillot, qui se trouve aux limites du foyer, s'orga-
nisera de plus en plus, à moins qu'une nouvelle
secousse inflammatoire ne recule le terrain de ce
double phénomène d'organisation et de désorga-
nisation. »

Ce premier travail anatomo-pathologique ac-
compli, le pus commence à se produire; mais ce
pus, suivant M. Teissier, n'est pas *sécrété par la
veine enflammée*, et ne parvient pas jusqu'au centre
du caillot par un phénomène de capillarité : ce
pus est le résultat d'une *transformation subie par le
caillot lui-même.*

On voit de suite que les opinions professées par
M. Tessier ne sont pas restreintes à l'étude anatomo-pathologique de la phlébite; elles embras-
sent une question bien autrement vaste, bien autrement importante, celle de la pyogénie; elles ne

tendent à rien moins qu'à renverser la théorie hun-
térienne, si généralement adoptée de nos jours ;
elles tendent à établir que le pus n'est pas un produit de *sécrétion*, mais un produit de transformation. Je reviendrai, à propos du mécanisme de la
pyohémie, sur ces questions délicates, ainsi que
sur les assertions émises par M. Tessier ; ici, je
ne dois que reproduire les différentes descriptions
anatomo-pathologiques qui ont été tracées par
les auteurs. Je reprends celle qui appartient à
M. Tessier.

Le caillot se transforme donc en pus, et voici ce
que l'on observe, suivant M. Tessier.

« On trouve du pus avec ses caractères de couleur, de liquidité, ses globules opaques et irrrégu-
liers, puis, autour, un liquide excessivement noir,
formé par du sang dissous, complétement mat,
*dont on ne voit les globules qu'après l'avoir dé-
layé dans une grande quantité d'eau*, et dont les
globules, déjà ternes et légèrement irréguliers, ne
présentent plus *la régularité de contour* et la transparence *des globules du sang. Entre* ce liquide noir
et le pus, existe un liquide de couleur brune-mar-
ron ou chocolat, qui établit la transition entre le
pus formé et le sang noir, qui sera transformé en
pus ; *les globules de ce liquide sont semblables à
ceux du pus : mais pour les voir distinctement, il faut*

l'étendre d'une plus grande quantité d'eau que cela n'est nécessaire pour le pus lui-même. »

Le pus est formé, et sa séquestration est opérée tantôt par un caillot adhérent, tantôt par une fausse membrane organisée, qui peut offrir diverses dispositions qu'il est inutile de décrire ici.

L'adhérence devient progressivement de plus en plus solide, plus membraneuse ; en s'organisant en membrane, elle s'amincit, se fortifie, et enfin elle devient tout à fait semblable à une membrane pyogénique du côté du foyer purulent, tandis que du côté du torrent circulatoire elle revêt les caractères des séreuses accidentelles (1).

Une doctrine complétement différente de celles qu'on vient de lire est soutenue par d'autres observateurs.

En 1828, Dance annonça que, dans la phébite, *l'existence d'un pus liquide précède toujours la formation des fausses membranes ; que lorsque celles-ci se développent dans les veines d'un certain calibre, par les progrès de l'inflammation,* souvent il existe au centre de la fausse membrane un espace libre, qui peut encore fournir un passage au pus. Le pus suit naturellement la même route que le sang veineux, auquel il est mélangé, il irrite la membrane

______

(1) Tessier, *De la Diathèse purulente*, in *l'Expérience*, n° du 30 juin 1838, t. ii. p. 84-87.

interne des veines avec lesquelles la circulation le
met en contact, et il donne lieu à des phlébites
consécutives, qui suivent, dans leur développement,
le cours du sang veineux, et se rapprochent de plus
en plus du centre de la circulation (1).

M. Blandin professe une opinion qui se rapproche de celle de Dance : il n'admet point que le
pus soit primitivement et complétement isolé dans
la veine, et il établit que son mélange avec le sang
a toujours lieu.

« Dans un veine enflammée, dit M. Blandin, le
pus est en général limité entre des valvules, au-
dessus et au-dessous des branches collatérales volumineuses. La circulation cesse dans une veine là
où il existe du pus à l'état de pureté parfaite, mais
elle continue au-dessus et au-dessous du point obs-
trué, seulement un peu modifiée, le sang se trouvant
forcé de prendre la route des voies collatérales, au
lieu de passer par le tronc du vaisseau. Il résulte
nécessairement de ce dernier fait, que là où le sang
s'arrête dans la veine pour refluer dans la branche
voisine, et que là où il est rapporté supérieure-
ment, il touche le pus incomplétement retenu par
les valvules, et qu'il en entraîne une partie qui se
combine avec lui. »

---

(1) Dance, *De la Phlébite utérine et de la Phlébite en général*, etc.,
in *Arch. gener. de méd.*, 1828, t. xix, p. 13 et 163-164.

M. Blandin a fondé sur cette théorie la descrip
tion anatomo-pathologique suivante :

Le pus que l'on trouve dans les veines, chez les
amputés, s'y présente sous trois états : 1° à l'état
de mélange intime avec le sang ; 2° à l'état de sanie
grisâtre et sanguinolente, plus ou moins liquide ;
3° à l'état de pureté parfaite. Toujours ces trois
espèces de pus se trouvent à la fois chez le même
individu ; le premier, répandu partout, circule dans
toute l'économie ; le second existe dans des veines
plus voisines du tronc que celles où l'on rencontre
le dernier, veines vers lesquelles il a été entraîné,
et dans lesquelles, mêlé avec le sang en grande
proportion, il a formé le fluide sanieux qui le caractérise ; le dernier occupe un point plus excen-
trique que le précédent, point duquel il peut être
emporté, en partie, par les courants sanguins du
voisinage.

M. Blandin montre ensuite qu'il existe un rapport nécessaire et constant entre ces trois états
du pus et les altérations subies par les parois veineuses.

« Dans les lieux où existe *du pus à l'état pur*, les
valvules sont quelquefois détruites ou colorées en
rouge par une véritable injection capillaire ; d'autres fois la membrane interne de la veine est re-
couverte de couches pseudo membraneuses ; les
parois de la veine sont en général épaissies, elles

ont perdu leur souplesse, et, en dehors, elles offrent une forte et constante injection rosée. Dans les points où l'on ne rencontre que de *la matière sa-nieuse*, les parois veineuses n'ont subi aucun épais-sissement; seulement, elles offrent une teinte livide, comme si elles avaient été macérées par la matière putride qu'elles renferment. Dans le reste du sys-tème veineux, où se trouve du pus *à l'état de com-binaison intime avec le sang*, les parois des vais-seaux présentent aussi, en général, une teinte sub-livide très-prononcée, teinte très-évidente dans les organes à trame vasculaire, la rate, les corps caverneux, etc., qui, moins prononcée cependant, existe encore dans le système artériel » (1).

On verra plus loin qu'il était nécessaire de re-produire ces différentes doctrines pour pouvoir discuter, avec connaissance de cause, la pathogénie de l'infection purulente.

Les veines peuvent être dans un état d'intégrité parfaite, tandis que l'on observe tous les caractères anatomiques de la pyohémie (*pus dans le sang, abcès dits métastatiques,* etc.). Ce fait, encore nié par quelques auteurs, est acquis à la science, et en vérité on ne comprend pas qu'il puisse aujour-d'hui faire l'objet d'un doute.

---

(1) Blandin , *Dictionnaire de médecine et de chirurgie pratiques*, art. AMPUTATION, t. II, p. 217-219.

Est-il possible d'admettre que des observateurs aussi éclairés que consciencieux, que des hommes profondément versés dans les connaissances anatomo-pathologiques, se trompent ou n'apportent pas tout le soin désirable dans des recherches dont ils connaissent toute l'importance pathogénique ?

Lorsque des hommes tels que Maréchal, Legallois (1), MM. Ribes, Velpeau, Jobert, et tant d'autres, affirment qu'ils ont trouvé du pus dans les veines sans qu'il existât nulle part la moindre trace de phlébite, peut-on refuser toute valeur à une pareille affirmation ?

« Très-souvent, dit Maréchal, j'ai pu constater la présence du pus dans les veines, sans altération des parois des vaisseaux » (2.)

« Il peut se rencontrer du pus dans les veines, dit M. Ribes, quoiqu'il n'y ait d'inflammation dans aucun point de ces vaisseaux » (3).

Quelques faits vont justifier ces propositions.

Obs. VII. — Un homme a la jambe fracturée comminutivement ; le neuvième jour il s'établit une suppuration brune, fétide ; le onzième jour, l'appareil est trouvé baigné de pus et de sanie, les compresses sont trempées d'un pus noirâtre, la peau est tombée en suppuration, en gangrène,

---

(1) Legallois, mémoire cité, obs. 2, 4.
(2) Maréchal, thèse citée, p. 19.
(3) Ribes, mémoire cité, p. 2,

là où elle était le plus contuse. Frisson, fièvre, symptômes de l'infection purulente. Mort le quinzième jour.

Autopsie. « Les poumons étaient, à leur surface, parsemés d'une vingtaine de taches jaunes, grenues, isolées les unes des autres, et larges comme une lentille; quelques autres, de même nature, existaient plus profondément, et on les sentait facilement sous le doigt. Lorsqu'on les incisait, on les voyait composées de petits grains extrêmement fins, jaunes, d'une consistance assez forte, se rapprochant de celle de la graisse; la pression en faisait sortir du pus que l'on reconnaissait facilement. Le foie présentait une altération plus remarquable. Dans cinq ou six points de la surface de son lobe droit, existaient des collections de pus, dont la grosseur variait depuis celle d'une noix jusqu'à celle d'un œuf de poule, du même aspect que celui présenté par les points lenticulaires trouvés dans le poumon. *Les veines du membre furent suivies et examinées avec beaucoup de soin, pour y chercher des traces d'inflammation; elles furent trouvées parfaitement saines, ainsi que celles du reste du corps* » (1).

Dira-t-on qu'il existait peut-être une phlébite osseuse? Je répondrai par l'observation suivante :

Obs. VIII. — Un bloc énorme de pierre tombe sur la jambe droite d'un jeune homme de dix-neuf ans et la broie; l'amputation de la cuisse est immédiatement pratiquée, le 19 novembre 1843. Quatre jours après l'opération, pendant la nuit, le malade éprouve un frisson intense qui se reproduit le surlendemain. Le 26, la face est profondément

---

(1) Gaudin, *Archives générales de médecine*, 1834, t. VI, p. 562.

altérée, le malade est plongé dans un abattement profond. Le 5 décembre, inquiétude extrême, soubresauts dans les tendons, subdelirium, altération de plus en plus prononcée de la face. Les jours suivants, des accès fébriles bien caractérisés, précédés de frissons, se montrent assez régulièrement deux fois par jour; on administre du sulfate de quinine qui reste sans effet. Mort le 16 décembre.

Autopsie. Les artères du membre sont saines et ne contiennent que fort peu de sang; toutes les veines sont examinées avec le plus grand soin : elles ne présentent aucune altération, leurs parois sont parfaitement saines, et leur cavité ne renferme que quelques petits caillots mous, non adhérents. Le fémur est scié avec précaution; les veines osseuses sont examinées avec la plus scrupuleuse attention : nulle part on ne découvre la moindre trace de phlébite. Un épanchement séro-purulent abondant existe dans chacune des cavités pleurales; une quinzaine d'abcès métastatiques existent dans les parties inférieures et postérieures des poumons; le rein gauche présente également une petite collection purulente. L'articulation fémoro-tibiale gauche est remplie d'un pus verdâtre et visqueux (1).

Si, après la lecture de ce fait, il restait aux fauteurs exclusifs de la phlébite quelque doute fondé sur la difficulté que l'on éprouve à examiner, d'une manière satisfaisante, les veines osseuses, ce doute ne pourrait trouver matière à s'exercer à propos de l'observation suivante.

Obs. IX. — Un homme de vingt-sept ans entre à la Cha-

---

(1) Jobert, observation communiquée.

rité, le 18 février 1840, pour une tumeur du volume du poing, qu'il porte au côté droit du scrotum. Quelques circonstances spéciales font penser à M. Velpeau qu'il s'agit ici d'un kyste fœtal. L'ablation de la tumeur est pratiquée, l'opération n'offre rien de particulier ; mais bientôt le malade présente les symptômes de l'infection purulente, et il succombe.

Autopsie. La cavité gauche du thorax est remplie d'un liquide séro-purulent, mêlé de matière floconneuse et de nombreuses fausses membranes ; la quantité de ce liquide a été évaluée à 2 litres. Les poumons sont criblés de petites tumeurs disséminées çà et là dans son tissu, et en quantité inombrable ; ces tumeurs sont formées par du pus. Le poumon droit en contient plus que le poumon gauche, lequel est revenu sur lui-même et comme atrophié par l'épanchement abondant qui existait dans le côté gauche de la poitrine. Ces foyers purulents sont entourés *par un tissu pulmonaire tout à fait sain ; les uns sont gros comme une tête d'épingle, d'autres comme des pois ou de petites noisettes ; il y en a des myriades, et il serait impossible de les compter.*

Il n'existe aucune trace de phlébite dans les veines du cordon spermatique, dans les veines iliaques, la veine cave, les veines rénales ; l'examen le plus attentif ne peut faire découvrir la moindre trace d'inflammation à l'intérieur de ces vaisseaux ; avec la meilleure volonté du monde, il est impossible de trouver la moindre trace de phlébite (1).

« Il faut remarquer, dit avec raison M. Velpeau,

---

(1) Velpeau, *Leçons orales,* p. 9.

après avoir rapporté ce fait si remarquable, qu'il n'en est point ici comme dans d'autres régions du corps, qu'on ne peut avoir recours à des faux-fuyants, et dire, par exemple, comme à la suite de l'amputation d'un membre, que si l'on n'a pas observé la phlébite dans les veines des parties molles, il pouvait en exister et qu'il en existait probablement dans des os. Rien de tout cela ne peut être invoqué dans cette région, où l'opération n'a porté que sur des parties molles. »

En voilà assez sur ce point ; j'ai suffisamment démontré que dans la pyohémie il peut n'exister aucune altération des veines.

4° *État des artères.* — Les artères, en général, ne contiennent qu'un peu de sang fluide, et sont presque vides ; leurs parois ne présentent aucune altération. J'examinerai plus loin si l'artérite peut être placée au nombre des causes de la pyohémie.

5° *État des vaisseaux lymphatiques.* — Tous les auteurs s'accordent à reconnaître que les vaisseaux, les ganglions lymphatiques, présentent quelquefois les mêmes altérations que les veines : les vaisseaux sont distendus, et se présentent sous forme de chapelet, à cause des dilatations et des resser-rements alternatifs qu'ils présentent ; leurs parois sont épaissies, friables, colorées, soit en rouge, soit en gris ; leur cavité contient un liquide louche, quelquefois du pus ou des caillots membraneux grisâtres, semblables à de la lymphe coagulée (1). Tantôt le pus est circonscrit par des adhérences, comme dans certaines phlébites; tantôt il remplit toute la cavité du vaisseau, et y circule librement. Dupuytren a trouvé, à la suite d'un abcès de la cuisse, du pus dans les lymphatiques du bassin et des lombes, et jusque dans le canal thoracique (2).

Les ganglions sont tuméfiés, rouges, ramollis; ils renferment du pus qui tantôt occupe leur centre, et tantôt est déposé à leur surface.

« Une circonstance digne d'attention, dit M. Velpeau, c'est que les ganglions peuvent être en suppuration sans qu'un seul vaisseau lymphatique présente des traces d'inflammation, et *vice versa*. »

On rencontre quelquefois des lymphangites chez les femmes qui succombent à la phlébite utérine, mais cela est beaucoup plus rare que ne l'ont dit quelques auteurs.

Sur vingt-quatre femmes ayant succombé à la fièvre puerpérale, M. Voillemier n'a rencontré que deux fois une lymphite peu étendue; MM. Jacquemier et Landouzy sont arrivés, dans leurs recher-

---

(1) A. Bérard et Denonvilliers, *Compendium de chirurgie pratique*, t. i, p. 383.

(2) Velpeau, *Leçons orales*, p. 10.

ches, à une proportion analogue (1). M. Bouchut, sur vingt-cinq autopsies, n'a trouvé que trois fois du pus dans les lymphatiques. Cette concordance de chiffres est fort remarquable. Il faut ajouter, cependant, que les altérations des vaisseaux lymphatiques ont été observées beaucoup plus fréquemment à la Maternité par M. Ducrest (2).

Les vaiseaux lymphatiques peuvent contenir une quantité considérable de pus sans que leurs parois présentent la moindre altération : Graves et Stockes, MM. A. Bérard et Denonvilliers, ont constaté des faits qui démontrent la vérité de cette assertion (3).

Je ne m'étendrai pas davantage sur les altérations du système lymphatique, mais il est un fait que je veux établir, à savoir : *que dans une infection purulente caractérisée par la présence d'abcès dits métastatiques, on peut ne trouver du pus que dans les vaisseaux lymphatiques, les veines ne présentant aucune altération.* Cette proposition ressortira de l'observation suivante, qu'a bien voulu me communiquer M. Jobert.

---

(1) Voillemier, mémoire cité, in *Journal des conn. médico-chirurgicales,* t. VII, numéro de janvier 1840, p. 3.

(2) Bouchut, *Etudes sur la fièvre puerpérale,* in *Gazette médicale,* 1844, t. XII, numéro 6, p. 87.

(3) A. Bérard et Denonvilliers, *Compendium de chirurgie pratique,* t. I, p. 383.

Obs. X.—Un homme de soixante-un ans est admis à l'hôpital Saint-Louis pour un érysipèle du bras, qui se présente avec tous les caractères assignés par Sanson à l'érysipèle lymphatique. Le bras a énormément augmenté de
volume, il est rouge, enflammé; les ganglions de l'aisselle
sont engorgés, mais les veines du membre paraissent être
entièrement saines. Du pus se forme dans le tissu cellulaire;
le malade éprouve, à plusieurs reprises, des frissons in-
tenses, il a de l'agitation : le phlegmon est largement ouvert,
et donne issue à une grande quantité de pus. Les frissons
se reproduisent, la face s'altère profondément; le malade
finit par succomber. A l'autopsie, on trouve des abcès dits
métastatiques dans les poumons et le foie, les vaisseaux
lymphatiques des membres et les ganglions de l'aisselle
contiennent du pus ; les veines furent examinées avec le
plus grand soin : elles étaient toutes parfaitement saines.

6° *Abcès dits métastatiques.* —Le caractère anatomo-pathologique le plus important de la pyohémie
est la présence, dans différents points de l'économie, de collections purulentes plus ou moins nombreuses, plus ou moins considérables.

Je ne m'étendrai pas longuement sur tous les
détails anatomiques que comporte l'étude de ces
abcès : je n'insisterai que sur ceux auxquels on a
attaché de l'importance au point de vue de la pathogénie de l'infection purulente. On trouvera dans
la thèse de Maréchal la meilleure description qui
ait été faite des abcès dits métastatiques (1).

____

(1) Maréchal, *Recherches sur certaines altérations qui se dévelop-*

Siége. — On a rencontré des collections purulentes dans presque tous les points de l'économie,
mais non avec une égale fréquence dans chacun
d'eux. MM. A. Bérard et Denonvilliers les ont clas-
sées, sous ce rapport, dans l'ordre suivant :

Abcès, 1° des poumons, 2° du foie, 3° de la rate,
4° des centres nerveux, 5° des reins et du cœur,
6° du tissu cellulaire, 7° des muscles, 8° des articulations, 9° des gaînes synoviales des tendons (1).

Dance, MM. Breschet et Gueneau de Mussy (Noël),
ont trouvé, une fois chacun, une petite collection
purulente entre les parois utérines et la membrane
caduque.

M. Fisher, de Prague, a trouvé, dans un cas de
fièvre puerpérale, des abcès dans le foie et du pus
dans l'intérieur des globes oculaires, entre le
corps vitré, la choroïde et la rétine ; cette dernière
membrane était comme dissoute et désagrégée par
le pus (2). M. Szokalski (3) a également rapporté

---

pent au sein des viscères, à la suite des blessures ou des opérations ;
thèse de Paris, 1828, n° 43.

(1) A. Bérard et Denonvilliers, *Compendium de chirurgie pratique ;* Paris, 1841, t. 1, p. 380.

(2) F. d'Arcet, *Recherches sur les abcès multiples et sur les accidents qu'amène la présence du pus dans le système vasculaire ;* thèse
de Paris, 1842, p. 17.

(3) Szokalski, *Plegmon oculaire puerpéral,* in *Gazette médicale,* 1842,
p. 217.

un fait d'abcès oculaire, survenu neuf jours après l'accouchement, chez une femme qui présentait les symptômes de la fièvre puerpérale; mais je ne pense pas, avec M. F. d'Arcet, que l'on puisse rattacher cette observation fort incomplète à l'infection purulente.

Le plus ordinairement les abcès n'existent que dans les poumons ou dans le foie, ou bien encore dans ces deux organes simultanément; mais souvent aussi ils occupent presque tous les organes et même toutes les parties de l'économie. M. Sédillot prétend que quatre-vingt-dix-neuf fois sur cent ils n'existent que dans les poumons et le foie (1).

Les abcès viscéraux occupent tantôt les parties centrales des organes, tantôt les parties périphériques; Maréchal pense qu'on les rencontre plus fréquemment dans ces dernières, et il ajoute même que, dans quelques circonstances, il a vu le pus disposé de telle manière, qu'il formait une couche assez épaisse et fort étendue entre le tissu de l'organe, légèrement affaissé, et la membrane séreuse d'enveloppe, qu'il avait détachée. (2).

Volume. — Le volume des abcès varie entre celui

---

(1) Sédillot, *De la Phlébite traumatique,* thèse d'agrégation; Paris, 1832, p. 26.

(2) Maréchal, *Recherches sur certaines altérations qui se développent au sein des viscères, à la suite des blessures ou des opérations;* thèse de Paris, 1828, n° 43, p. 11, 12.

d'une tête d'épingle et celui d'une noix ; il dépasse rarement ce dernier : Maréchal et M. Sédillot (1) l'ont cependant vu atteindre celui du poing. Entre les deux premiers termes de la comparaison, il existe une foule de degrés intermédiaires : le volume d'un grain de chènevis, de millet, d'un pois, d'une balle de fusil, etc.

Nombre. — En général, le nombre des abcès est en raison inverse du volume, et l'on peut conclure de ce que je viens de dire que ce nombre est souvent considérable. Il est extrêmement rare de ne rencontrer qu'un seul abcès dans l'économie ; dans la majorité des cas, on en compte dix, vingt, trente, cinquante, etc.; dans des cas plus rares, leur nombre s'élève jusqu'à plusieurs centaines ou même jusqu'à plusieurs milliers (2). On a vu les poumons renfermer une quantité immense de petits abcès, les autres organes n'en contenant aucun; mais, le plus ordinairement, les abcès sont inégalement disséminés dans tous les points du corps.

Dans un cas rapporté par M. Darcy (3), il existait plus de cent cinquante abcès dans le foie et un grand nombre dans les poumons. M. Velpeau

---

(1) Sédillot, *De la Phlébite traumatique*, thèse d'agrégation ; Paris, 1832, p. 26.
(2) Maréchal, thèse citée, p. 17.
(3) Darcy, *Archives générales de médecine*, 1834, t. vi, p. 500-502.

en a compté quinze ou vingt dans le cerveau, huit ou dix dans le cœur, deux ou trois dans chaque rein et dans chaque poumon, plusieurs douzaines dans la rate et le foie (1).

« Un fait qui m'a frappé en parcourant les observations de résorption purulente, dit M. Duplay, c'est que les abcès dits métastatiques ne se montrent pas toujours les plus nombreux dans les cas où une grande quantité de suppuration circule avec le sang; on les voit, au contraire, assez souvent, dans les cas où il n'existe de pus que dans un ou deux troncs veineux. » Cette observation peut être facilement expliquée : lorsqu'une très-grande quantité de pus est introduite dans le sang, la mort arrive trop promptement pour que des collections purulentes aient le temps de se former.

Quelques considérations spéciales se rattachent au siége qu'occupent les abcès.

Abcès des poumons. — « Fréquemment, dit Maréchal, on trouve des abcès dans les poumons, sans en rencontrer dans aucun autre organe; mais il est très-rare qu'il en existe dans un point quelconque, sans qu'il s'en trouve aussi dans le parenchyme pulmonaire. » Les abcès occupent ordinairement la base et la partie postérieure des poumons, au

---

(1) Velpeau, *Thèse sur quelques propositions de médecine;* Paris, 1823, n° 16, p. 21.

niveau des bords qui séparent les faces et les différents lobes de ces organes.

Abcès du foie. — Ils occupent également de préférence les différents bords de l'organe ; le tissu hépatique environnant présente ordinairement une coloration d'un brun verdâtre.

Abcès de la rate. — Ils sont ordinairement assez considérables, larges, anfractueux, contiennent un liquide brunâtre ou noir, mélangé de stries blanches ; quelquefois, cependant, on y rencontre du pus sans mélange.

Abcès des centres nerveux. — Ils sont plus fréquents et plus nombreux dans la substance corticale que dans la substance médullaire. Ils existent ordinairement à la surface des circonvolutions ; ils sont presque toujours très-petits, et ne dépassent guère le volume d'un noyau de cerise. Presque toujours ils n'occupent que le cerveau proprement dit ; cependant, Maréchal en a vu dans le cervelet, dans la protubérance annulaire, et jusque dans la moelle allongée. Je n'ai pas trouvé un seul fait d'abcès de la moelle épinière.

Abcès des reins. — Ils occupent la substance corticale et sont toujours très-petits.

Abcès du cœur. — D'un volume très-minime, on les rencontre presque exclusivement dans le cœur droit, où ils occupent de préférence les colonnes charnues du ventricule ; on en a vu dans l'épaisseur des parois de la cloison. Maréchal a trouvé un abcès du volume d'une grosse tête d'épingle au centre de l'une des colonnes charnues du ventricule gauche (1).

Abcès du tissu cellulaire. — Ils sont multiples, dispersés dans les diverses régions du corps, mal circonscrits, et entourés seulement par un cercle noir semblable à une ecchymose. *La fluctuation y est sensible dès le principe* (2).

Abcès des muscles. — Peu nombreux, arrondis, exactement limités, souvent volumineux, ils sont creusés dans l'épaisseur des muscles, dont les fibres semblent avoir été coupées par un emporte-pièce. On les rencontre dans les muscles des membres, et spécialement dans la masse charnue qui constitue le mollet.

Abcès des articulations. — Ils occupent de préférence les grandes articulations et en envahissent ordinairement plusieurs ; le pus est tantôt comme infiltré entre les fibres ligamenteuses, tantôt il est réuni en foyer dans la cavité même de l'articulation. M. Bouchut a vu souvent l'abcès occuper le tissu cellulaire placé autour des articulations, tan-

---

(1) Maréchal, thèse citée, p. 11.

(2) A. Bérard et Denonvilliers, *Compendium de chirurgie pratique*, t. I, p. 381.

dis que les membranes synoviales ne présentaient aucune altération (1).

Quel est l'état des tissus qui constituent les parois des abcès dits métastatiques?

Cette question a vivement préoccupé les observateurs, qui lui ont accordé une grande importance, quant au mécanisme de l'infection purulente ; je montrerai plus tard que si elle peut, en effet, avoir une valeur positive, on a eu complétement tort de lui en attribuer une négative.

MM. Cruveilhier, Blandin, Nélaton (2), et quelques autres pathologistes, assurent que les tissus qui forment les parois des abcès dits métastatiques sont *toujours enflammés,* qu'ils sont *constamment* le siége d'une phlébite capillaire.

« Le tissu ambiant est très-rouge, dit M. Blandin, et paraît dans un état de phlegmasie intense ; souvent le pus est entouré d'une fausse membrane couenneuse, d'un blanc sale. Les abcès des poumons sont le produit d'une inflammation locale; ce sont de véritables pneumonies lobulaires suppurées » (3).

---

(1) Bouchut, *Études sur la fièvre puerpérale*, in *Gazette médicale*, t. xii, 1844, n° 6, p. 85.

(2) Nélaton, *Éléments de pathologie chirurgicale;* Paris, 1844, t. i, p. 161.

(3) Blandin, *Recherches sur quelques points d'anatomie*, etc., thèse de Paris, 1824, n° 216, p. 14; et *Dictionnaire de médecine et de chirurgie pratiques*, art. AMPUTATIONS, t. ii, p. 226.

« Les abcès viscéraux sont idiopathiques, dit M. Cruveilhier, c'est-à-dire formés au sein même des viscères par un travail inflammatoire. Ce sont des pneumonies ou des hépatites lobulaires, ainsi que l'a très-bien dit M. Blandin » (1).

D'un autre côté, Maréchal, MM. Velpeau, A. Bérard et Denonvilliers, Sédillot et la plupart des observateurs, déclarent que si l'on trouve *quelquefois* une inflammation locale évidente, *souvent* les parois sont parfaitement saines, et ne présentent aucune trace de phlegmasie.

Un fait remarquable, c'est que Maréchal, qui professait cette dernière opinion, a décrit l'inflammation locale, que l'on observe quelquefois, d'une manière beaucoup plus fidèle et plus complète que ne l'ont fait les partisans exclusifs de la phlébite capillaire.

« Autour des abcès, dit Maréchal, on trouve quelquefois, dans l'intérieur des veines, une plus ou moins grande quantité de pus, seul ou mêlé au sang; les veines qui contiennent ce liquide étranger présentent, dans quelques cas, les traces les plus évidentes d'une phlébite intense; mais, dans d'autres cas, au contraire, les parois de ces vaisseaux sont dans un état parfait d'intégrité, qui contraste

____

(1) Cruveilhier, *Anatomie pathologique du corps humain*, pl. i, ii, iii, liv. 11, texte, p. 3.

avec le liquide qu'elles entourent. La cavité interne de la cavité accidentelle est quelquefois tapissée par une fausse membrane couenneuse, analogue à celle qu'on observe à la surface interne des abcès ordinaires, tandis que le plus souvent elle en est tout à fait dépourvue, et que le pus baigne à nu la substance de l'organe qui l'entoure. D'autres fois, enfin, si le tissu qui entoure les abcès et les enveloppe immédiatement, n'offre pas une intégrité parfaite, on n'y rencontre pas cependant les caractères anatomiques de l'inflammation, et surtout d'une inflammation assez intense pour être suivie de suppuration. Assez souvent, autour de chaque collection, il existe une zone, une aréole de quelques lignes, dans l'étendue de laquelle le tissu de l'organe paraît plus foncé en couleur, comme ecchymosé, d'un rouge jaune, brun ou verdâtre; mais, dans d'autres cas, cette zone ne se voit pas; il n'existe aucun intermédiaire entre la collection purulente, parfaitement circonscrite, et l'état tout à fait sain du tissu qui forme les parois du foyer.» (1).

L'existence de la phlébite locale n'est niée par personne d'une manière absolue. Il n'en est pas de même de l'intégrité des parois des abcès dits métastatiques, et j'ai besoin d'établir cette dernière

____

(1) Maréchal, thèse citée, p. 14-18.

sur des bases solides. Je ne puis mieux faire, pour atteindre ce but, que d'emprunter les passages suivants à des hommes dont la parole fait et doit faire autorité.

M. Velpeau s'exprime ainsi, à propos de plusieurs abcès métastatiques, trouvés par lui dans le cerveau :

« Impossible de constater la moindre trace de phlegmasie autour d'aucun de ces abcès. Il semble que la substance cérébrale a été mécaniquement écartée, pour permettre le dépôt du pus ; elle n'était nulle part ni plus ni moins colorée, ni plus molle, ni plus consistante, que dans l'état naturel. Partout le parenchyme des viscères conservait ses attributs de l'état sain, même dans les couches les plus rapprochées de la matière purulente » (1).

Depuis, M. Velpeau a souvent rencontré des faits semblables, et l'observation n'a fait que le confirmer dans son opinion. On lit dans un ouvrage récent, publié sous les auspices de ce chirurgien :

« J'admets que quelquefois les abcès métastatiques sont autant de foyers phlegmasiques ; j'admets que les vésicules qui entourent ces collections

---

(1) Velpeau, *Recherches et observations sur l'altération du sang dans les maladies*, in *Revue médicale*, 1826, t. II, p. 441, obs. 1.

purulentes sont quelquefois enflammés ; mais je
pense que, dans la majorité des cas , après avoir
vidé ces foyers , contenus soit dans le tissu cellulaire des membres, soit dans le parenchyme des
organes , on ne trouve pas le plus léger vestige
d'inflammation. J'ai vu un très-grand nombre de
fois le cerveau , la rate, les reins , les poumons ,
le foie, criblés de ces foyers, n'ayant pas un plus
grand volume qu'un grain de chènevis , et autour
desquels l'examen le plus attentif, le plus minu-
tieux, ne m'a permis de reconnaître la moindre lésion des éléments organiques qui composent ces
organes » (1).

« Le pus est quelquefois entouré d'une fausse
membrane, dit M. Sédillot (2); plus souvent il baigne
à nu la substance de l'organe qui l'entoure. On voit,
dans quelques cas, une aréole d'une ou deux lignes
d'épaisseur , d'un rouge jaune, jaune brun, ou verdâtre. Cette zone peut ne pas exister , et les tissus
parfaitement sains forment les parois du foyer. »

MM. A. Bérard et Denonvilliers s'expriment d'une
manière non moins positive : « Une dissection at-
tentive a fait découvrir des altérations importantes
dans les petites veines qui avoisinent les abcès dits
métastatiques. Ces vaisseaux , en effet , ont été trou-

---

(1) Velpeau , *Leçons orales de clinique chirurgicale*, p. 74.
(2) Sédillot, thèse citée, p. 27.

vés obstrués par du sang coagulé et par du pus, et il a, de plus, été possible de suivre la trace de semblables altérations jusque dans les vaisseaux d'un calibre plus considérable et dans les grosses veines elles-mêmes, dont les parois offrent des signes évidents d'inflammation. Ces désordres, observés par J. Hunter autour des abcès pulmonaires, ont été depuis constatés non-seulement dans le poumon, mais aussi dans le foie, dans le tissu cellulaire et dans les muscles. Cependant, nous les avons recherchés plus d'une fois avec l'attention la plus minutieuse, sans pouvoir les découvrir, et des observations du même genre ont été faites par d'autres personnes, de sorte que la coexistence des abcès métastatiques et de l'inflammation des veines périphériques nous paraît un phénomène assez rare. Il en est de même de l'inflammation du parenchyme qui recèle les petites collections purulentes : la gaîne qui les entoure ne se distingue ordinairement du reste de l'organe que par un léger changement de couleur, sans altération dans la consistance, la vascularité ou la cohésion » (1).

Enfin, M. Piorry reconnaît aussi que les abcès dits métastatiques sont souvent des ethmopyies,

---

(1) A. Bérard et Denonvilliers, *Compendium de chirurgie pratique*, t. 1, p. 380.

c'est-à-dire des collections purulentes , étrangères
à tout travail phlegmasique (1).

J'ai cité textuellement et *in extenso* ces différents passages , parce qu'il m'importe de ne laisser
aucun doute dans l'esprit du lecteur sur ce point :
à savoir, que *le plus ordinairement les parois des
abcès métastatiques sont parfaitement saines , et
que l'on n'y rencontre aucune trace soit d'inflammation parenchymateuse, soit de phlébite capillaire.*

Cette proposition est établie , comme on vient
de le voir, sur des preuves directes , mais je ne
puis m'empêcher, en terminant, de montrer encore
avec M. Velpeau qu'elle aurait pu, pour ainsi dire,
se passer de cette démonstration anatomique.

« En rattachant toutes les collections purulentes
au travail inflammatoire de chaque organe, dit
M. Velpeau , l'explication serait plus en rapport
avec les théories médicales actuelles; mais remar-
quons, d'abord, que la rate suppure très-rarement;
qu'il en est de même du cœur, des reins et même du
cerveau ; ensuite, que la suppuration, résultat
d'une phlegmasie dans le premier de ces organes ,
diffère considérablement de celle du second, celle-
ci de celle du troisième; etc. ; que le poumon seul
suppure , à peu près, comme le tissu cellulaire; que

---

(1) Piorry, *Traité de médecine pratique;* Paris, 1842, t. II,
p. 408.

cependant le pus, dans les abcès métastatiques, offre partout, à peu de chose près, les mêmes caractères, et que les foyers sont tous au même degré, malgré la marche différente que suit l'inflammation dans ces divers organes ; qu'à moins d'admettre la préexistence des phlegmasies, il faudrait qu'elles fussent bien aiguës, pour, que du pus se forme aussi rapidement et en aussi grande quantité » (1).

Les abcès métastatiques ont été considérés pendant quelque temps, et par les observateurs qui les voyaient pour la première fois, comme des *tubercules aigus, développés par suite d'une inflammation* (2). L'observation n'a pas tardé à renverser cette opinion, que je ne rappelle que pour mémoire.

7° *Épanchements dans les cavités séreuses.* — On trouve souvent des épanchements purulents dans les grandes cavités séreuses, telles que l'arachnoïde, la plèvre, le péritoine. Le pus présente une teinte cendrée ou séreuse, et ne ressemble pas à celui que l'on rencontre dans les phlegmasies séreuses franches. Les membranes, quelquefois enflammées, sont ordinairement à peine altérées. Dans les plèvres, l'épanchement est souvent très-considé-

---

(1) Velpeau, *Leçons orales de clinique chirurgicale*, p. 24.

(2) Blandin, thèse citée, p. 14, et *Dictionnaire de méd. et de chir. prat.*, t. ii, p. 224.

rable. « Le pus, dit M. Velpeau, s'étend quelquefois en nappe à la base du cerveau, se prolonge quelquefois dans le ventricule, et descend autour de la moelle spinale jusqu'au sacrum, de telle sorte que l'encéphale se trouve dans un véritable bain de pus (1). M. Tessier n'a observé que très-rarement du pus dans la cavité arachnoïdienne (2).

8° *État des viscères.* — On trouve fréquemment dans le tissu cellulaire sous-séreux des poumons, du foie, de la rate, des intestins, des taches noirâtres, des ecchymoses ; les poumons sont souvent engoués, et laissent écouler, lorsqu'on les divise, une sérosité grisâtre, abondante : le tissu du foie est souvent ramolli, jaune, à peu près comme dans la cirrhose, ou verdâtre. La membrane muqueuse gastro-intestinale est quelquefois ramollie. La rate, suivant M. Tessier, subit fréquemment une décoloration partielle ou générale, qui lui donne un aspect tout particulier. Le tissu splénique est disposé en noyaux bruns et en noyaux presque roses; la teinte rose peut être générale. Tantôt le volume de l'organe est augmenté, tantôt il est diminué ; souvent la rate est ramollie et comme diffluente (3).

---

(1) Velpeau, *Leçons orales*, p. 55.
(2) Tessier, mémoire cité ; *l'Expérience*, t. ii., p. 117.
(3) Tessier, mémoire cité ; *l'Expérience*, t. ii, p. 119.

§ III.

SYMPTOMES, MARCHE, DURÉE, TERMINAISON DE LA PYOHÉMIE.

Symptomatologie. — Les auteurs qui ont décrit les symptômes de l'infection purulente ont souvent confondu ceux qui appartiennent à cette affection, et ceux qui sont produits par les diverses maladies à l'étude desquelles se rattache l'histoire de la pyohémie. J'aurai soin de ne comprendre dans cette description que les signes qui attestent la pénétration du pus dans le torrent circulatoire.

Les symptômes de la pyohémie ont, dès leur première apparition, un caractère de généralité qui les fait aisément distinguer des symptômes locaux propres à la phlébite, et aux autres causes circonscrites de l'infection purulente.

Le plus ordinairement un frisson initial ouvre la scène : tantôt il est erratique, vague, léger, et ne se fait sentir que dans la région dorsale ; tantôt, et plus fréquemment, il est intense, accompagné de claquements de dents, de mouvements convulsifs des membres, de décoloration de la peau, du phénomène connu sous le nom de chair de poule ; le malade est alors en proie à un accès qui imite celui de la fièvre intermittente. Bientôt, en effet, le frisson est remplacé par une chaleur ardente de la peau, laquelle finit par se couvrir d'une sueur visqueuse, quelquefois très-abondante. L'accès fébrile est souvent précédé par du malaise, de l'accablement, un sentiment d'inquiétude, de l'agitatation, de l'insomnie.

Le frisson, toutefois, n'est point constant; M. Velpeau dit l'avoir vu manquer complétement dans plusieurs circonstances. «Ce fait est important à noter, ajoute ce chirurgien, car il montre qu'il ne faut pas rester dans une trop grande sécurité à l'égard des opérés, lors même qu'il ne survient chez eux ni frisson ni tremblement» (1).

Lorsque le frisson manque, le début de la maladie est marqué par les symptômes que j'ai indiqués comme précédant souvent l'accès fébrile.

Le tégument externe prend bientôt une teinte livide, bleuâtre, quelquefois un aspect terreux. Chez un grand nombre de malades la coloration jaunâtre de la peau ne diffère pas de celle qui caractérise l'ictère, et, comme je l'ai déjà dit, elle doit, en effet, être rattachée à la présence d'un abcès dans le foie, à une altération de texture, ou à un simple trouble fonctionnel de cet organe. D'autres fois, la coloration jaunâtre paraît être étrangère à un trouble survenu dans la sécrétion ou l'excrétion de la bile; on a dit qu'elle différait alors de la

---

(1) Velpeau, *Leçons orales de clinique chirurgicale*, p. 78.

coloration ictérique par une teinte plus terne de la peau, par son mode d'apparition, qui s'effectue non sur les yeux et la face, mais sur le tronc; dans les cas de ce genre, ajoute M. P. Bérard, l'urine n'offre pas la coloration jaune qui est si constante dans l'ictère (1). Je n'ai pas besoin de dire que ces caractères différentiels manquent d'exactitude, et qu'ils sont d'ailleurs insuffisants. Ce n'est qu'en soumettant l'urine à l'action des réactifs que l'on peut reconnaître la cause de la coloration morbide de la peau. Quelquefois on observe un grand nombre de sudamina.

M. Tessier a signalé plusieurs autres lésions cutanées, qu'il classe, par rapport à leur degré de fréquence, dans l'ordre suivant : 1° érysipèle, 2° plaques gangréneuses, 3° abcès cutanés, 4° pustules et bulles purulentes (2). Dance avait déjà noté l'éruption de pétéchies et le développement de parotides et de gangrènes (3); quant aux abcès sous-cutanés, aux pustules et aux bulles purulentes, je ne les ai retrouvés dans aucune des nombreuses observations de pyohémie qui m'ont passé sous les yeux, et je suis porté à croire que M. Tessier ne les rattacherait plus à l'infection purulente,

---

(1) P. Bérard, *Dictionnaire de médecine*, t. xxvi, p. 491.
(2) Tessier, mémoire cité; *l'Expérience*, t. ii, p. 120.
(3) Dance, mémoire cité; *Archives générales de médecine*, 1829, t. xix, p. 166.

aujourd'hui qu'il a cessé de confondre la morve avec la pyohémie.

La face prend une expression qui a quelque chose de tout particulier, et qui, suivant M. Jobert, suffit quelquefois pour faire reconnaître la maladie. Le visage s'altère profondement, l'œil s'enfonce dans l'orbite et se couvre de chassie. Il y a une véritable stupeur qui ne diffère pas sensiblement de celle que présentent les sujets atteints de fièvre typhoïde.

Au début, l'intelligence est un peu affaiblie et obtuse; bientôt survient du délire, marqué d'abord par des rêvasseries qui cessent pendant la veille. Quand on interroge le malade, ses réponses sont justes, mais on voit qu'il a de la peine à rassembler ses idées, et que sa mémoire n'est pas sûre. Dance a constaté sur plusieurs malades une sorte d'insensibilité qui leur fait dire qu'ils ne souffrent nulle part et qu'ils sont guéris. C'est là une forme de délire.

Le délire est rarement aigu et accompagné de cris et d'agitation; les malades marmottent quelques mots inintelligibles entre les dents, ou profèrent des paroles incohérentes (1). Quelquefois le délire ne se manifeste que pendant les dernières heures de la vie.

La sensibilité est presque toujours exaltée; les malades sont incommodés par le bruit et la lu-

____

(1) Tessier, mémoire cité; *l'Expérience*, t. ii, p. 124.

mière ; ils accusent de vives douleurs dans les jointures, dans le foie, la rate, dans tous les points où des collections purulentes tendent à se former ; quelquefois cependant on est surpris, à l'autopsie, de rencontrer des abcès dont aucun signe n'avait révélé l'existence avant la mort.

La faiblesse générale dans laquelle tombent les malades est un des effets les plus constants et un des meilleurs signes de l'infection purulente. Cette faiblesse se montre de très-bonne heure, et doit éveiller l'attention du médecin, surtout lorsqu'elle ne peut être expliquée ni par la gravité, ni par l'étendue de la maladie dont l'infection purulente est l'effet.

La faiblesse est marquée par un collapsus du système nerveux, et spécialement de l'intelligence et du système musculaire ; car j'ai dit que la sensibilité est loin d'être affaiblie, du moins au début de l'affection.

L'état adynamique se montre d'une manière si constante dans la pyohémie, que les anciens observateurs, ne sachant à quelle cause ils devaient le rattacher, surtout quand il s'y joignait du délire, quelques mouvements convulsifs et des soubresauts des tendons, avaient fait de l'infection purulente une fièvre adynamique ou ataxo-adynamique.

L'émaciation rapide est encore un symptôme important que l'on observe fréquemment.

La respiration conserve souvent son rhythme
normal, malgré la présence, dans le parenchyme
pulmonaire, d'abcès que la percussion et l'auscultation ne sauraient toujours faire découvrir, surtout
lorsque ces abcès sont en petit nombre, peu considérables, et qu'ils occupent les parties centrales des
poumons. Dans d'autres cas, la respiration est précipitée, anxieuse, difficile, accompagnée d'une
sensation de pesanteur vers le sternum ou la base
du thorax; souvent on observe une toux sèche
ou suivie d'une expectoration peu abondante. Tous
ces symptômes peuvent exister sans que les poumons renferment la plus petite collection purulente.

Chez un grand nombre de malades, l'auscultation fait entendre des râles muqueux et sibilants,
tout à fait semblables à ceux que l'on observe
dans le cours de la fièvre typhoïde et des grandes
pyrexies. Quelquefois on constate du râle crépitant dans certains points qui sont le siége de pneumonies lobulaires; il y a de la toux, de la dyspnée, de la douleur thoracique, et ces symptômes
peuvent faire croire à une pneumonie simple;
mais la toux est sèche, ou du moins elle n'est pas
accompagnée d'une expectoration caractéristique.

D'autres fois, dans les points qui correspondent
aux abcès situés dans les poumons, on constate
une faiblesse du bruit respiratoire qui peut faire

soupçonner l'existence de ces collections puru
lentes, que la percussion peut aussi faire reconnaître dans quelques cas.

A une époque plus avancée de la maladie on
entend du souffle tubaire ; ce signe peut se manifester de très-bonne heure, et sans avoir été
précédé de râle crépitant, à cause de la rapidité
avec laquelle se développent les altérations pulmonaires.

La percussion et l'auscultation permettent toujours de constater avec facilité les épanchements
séreux ou séro-purulents qui accompagnent si
fréquemment la pyohémie ; mais il faut recourir,
avec d'autant plus de soin à ces moyens d'exploration, que presque toujours ces épanchements ne
donnent lieu à aucuns troubles fonctionnels. « Une
douleur légère, vague et de peu de durée est,
dans la plupart des cas, dit M. Velpeau, le seul
indice de leur existence. »

On posséderait probablement des données encore plus précises sur les signes fournis par la
percussion et l'auscultation, dans la pyohémie, si
l'examen de la poitrine n'était point souvent très-
difficile, en raison de la prostration extrême dans
laquelle sont plongés les malades.

Le pouls, d'abord développé, fort et fréquent,
devient faible, petit, filiforme, misérable et à peine
perceptible dans les derniers jours de la vie. On

ne sait pas positivement quels sont les signes fournis par l'auscultation du cœur. Chez les malades que j'ai eu l'occasion d'examiner, j'ai trouvé les bruits plus sourds, plus faibles, que dans l'état normal. Lorsqu'il se forme, dans le cœur, des caillots volumineux, des concrétions fibrineuses, on les constate à l'aide des signes connus qui ont été si bien indiqués par MM. Bouillaud, Piorry, et par M. Legroux, qui a publié un travail spécial sur les concrétions polypiformes du cœur.

Les lèvres et les dents se sèchent et se couvrent de fuliginosités. M. Tessier, à qui l'on doit une bonne description des symptômes de l'infection purulente, assure que ces fuliginosités dentaires et labiales ne sont pas fréquentes (1); mais Dance et plusieurs autres auteurs les ont souvent rencontrées (2).

L'état de la langue est très-variable: tantôt la langue est blanche, humide, depuis le début jusqu'à la fin de la maladie; tantôt, sèche dans les premiers jours, elle devient humide dans les derniers. Chez un grand nombre de sujets, la langue et les gencives sont couvertes d'un enduit jaune ou noirâtre, et

---

(1) Teissier, mémoire cité; *l'Expérience*, t. II, p. 125.
(2) Dance, mémoire cité; *Archives générales de médecine*, 1829, t. XIX, p. 165.

ce symptôme, joint aux symptômes généraux que j'ai indiqués, avait conduit les médecins du siècle dernier à admettre, dans l'infection purulente, un élément putride. Dance assure que souvent la langue est tremblante, la parole difficile, incertaine, et que les lèvres sont agitées par des mouvements convulsifs (1).

La soif est variable : tantôt vive, incessante, tantôt nulle. Il y a fréquemment des nausées et des vomissements de matières bilieuses qui fatiguent beaucoup les malades. Le dévoiement est un symptôme qui n'est pas rare, surtout vers la fin de la maladie : dans les derniers jours, les selles sont rendues involontairement. L'épigastre est souvent douloureux, suivant M. Tessier, et cette douleur coïncide quelquefois avec les nausées et les vomissements. Le même auteur dit que le ventre est indolent, souple, et qu'il n'y a ni météorisme ni gargouillement (2).

Suivant M. F. d'Arcet, l'urine est constamment albumineuse, lorsqu'il existe des abcès viscéraux ; nous verrons plus loin l'interprétation qu'a donnée à ce fait l'auteur que je viens de citer.

Les malades ressentent souvent des douleurs

---

(1) Dance, mémoire cité ; *Archives générales de médecine*, 1829, t. xix, p. 165.

(2) Tessier, mémoire cité ; *l'Expérience*, t. ii, p. 125.

11

plus ou moins vives dans les hypochondres et dans plusieurs articulations. Tantôt ces douleurs tiennent aux abcès qui se forment dans les points correspondants, tantôt elles ne sont autre chose qu'un phénomène nerveux, qui n'est expliqué par aucune lésion matérielle, et qu'il faut rapporter au trouble de la sensibilité générale.

J'ai dit que le début de l'affection est ordinairement marqué par des frissons; le frisson se reproduit quelquefois pendant toute la durée de la maladie, à des intervalles plus ou moins rapprochés; il peut se manifester plusieurs fois dans un même jour; on l'a vu revenir quotidiennement vers le soir, et avec une régularité telle, qu'on a pu croire à l'existence d'une fièvre périodique.

En résumé, les symptômes de l'infection purulente émanent en grande partie de la perturbation qu'éprouve le système nerveux sous l'influence de l'altération du sang. L'adynamie si profonde, la stupeur, le délire, les frissons, suivis ou non de chaleur et de sueur, sont des phénomènes morbides qui ne peuvent être rattachés qu'à un trouble fonctionnel du système nerveux. La dyspnée, les nausées, les vomissements, la diarrhée, lorsqu'ils ne sont produits par aucune lésion viscérale, tiennent à la même cause. Il n'est pas surprenant dès lors que la pyohémie ait été considérée pendant longtemps comme une fièvre essentielle.

Les symptômes que je viens d'énumérer appartiennent à la pyohémie aiguë, et quelques auteurs ont cru devoir établir une *fièvre purulente chronique*. Je n'hésite pas à rejeter cette forme d'infection purulente, pour les raisons suivantes : 1° Il faudrait prouver que, dans les maladies comprises sous cette dénomination, il y a véritablement du pus dans le sang, et ceci n'a pas été fait jusqu'à présent. 2° Les symptômes que l'on attribue à la fièvre purulente chronique ne ressemblent en rien aux accidents rapides et formidables que détermine la pyohémie aiguë. 3° Ces symptômes me paraissent appartenir soit à la fièvre hectique, soit à des maladies causées par la présence, dans le sang, d'un modificateur spécifique.

Je ne parlerai pas davantage de la suppression des lochies, du lait, etc., car ce phénomène ne se montre que dans certaines conditions spéciales, et il ne doit pas entrer dans une histoire générale de la pyohémie, non plus que les symptômes particuliers de chacune des maladies dont l'infection purulente peut devenir l'effet.

Marche, durée, terminaison. — La pyohémie est une affection à marche aiguë, parcourant ses périodes avec une rapidité qui varie suivant la cause de la pénétration du pus dans le sang, et suivant les conditions dans lesquelles se trouvent placés les sujets. L'état puerpéral, les émotions morales, la misère, toutes les causes de débilitation, impriment à la maladie une marche plus rapide ; en général aussi, l'intensité des accidents est proportionnée à la dose du poison, et par conséquent à la facilité avec laquelle le pus peut pénétrer dans le sang ; c'est à la réunion de ces différentes circonstances qu'il faut attribuer la marche foudroyante que la pyohémie présente souvent chez les femmes en couches, chez les amputés, dans les cas où le pus se forme dans le cœur, et dans ceux où une grande quantité de ce liquide est brusquement versée dans le système circulatoire (Voy. *Causes*).

Je vais indiquer rapidement les différents modes suivant lesquels les symptômes peuvent se combiner entre eux, pour constituer des *formes* plus ou moins distinctes de pyohémie.

Chez quelques malades, les symptômes généraux sont si vagues, si légers, qu'ils échappent à l'observateur ; souvent alors, ce n'est que lorsque le médecin constate les symptômes d'une pneumonie lobulaire, d'un épanchement, la présence d'un abcès, qu'il est amené à soupçonner l'existence de la pyohémie. Je reviendrai sur cette forme à propos du diagnostic, car elle peut donner le change au praticien, et lui faire croire qu'il n'a affaire qu'à une phlegmasie viscérale simple.

Quelquefois la pyohémie suit une marche régulièrement progressive, mais les accidents ne se

développent que lentement, et ne se présentent
pas tout d'abord avec un caractère bien tranché
de gravité. La maladie s'annonce par un frisson
léger, un peu de fièvre, un malaise général; puis
la faiblesse se montre, et fait chaque jour de nouveaux progrès; la face s'altère, devient terreuse;
la fièvre, très-modérée pendant le jour, augmente
un peu vers le soir; elle est suivie de sueurs noc-
turnes, et le malade finit enfin par succomber.
Ce n'est qu'à cette forme de pyohémie, en apparence bénigne, et suivant une marche plus lente,
qu'on pourrait appliquer la dénomination de *fièvre purulente chronique* : elle est importante à
connaître, parce que souvent le médecin n'entre-
voit que trop tard tout le danger de cet état
morbide.

Dans une forme que l'on rencontre surtout chez
les femmes nouvellement accouchées et chez les
amputés, les accidents marchent avec la plus
effrayante rapidité, et présentent, dès leur apparition, une gravité, une intensité extrêmes. Le frisson
initial est très-violent, la faiblesse et l'altération
de la face lui succèdent presque immédiatement;
le pouls, faible, dépressif, bat jusqu'à 140 et même
150 fois par minute; la respiration s'embarrasse,
les malades sont en proie à une anxiété extrême,
il survient une diarrhée fétide, abondante, et la
mort arrive au bout de quelques jours. Ordinaire-

ment, suivant M. Sédillot, la mort arrive du huitième au douzième jour (1); souvent, cependant, le terme est beaucoup plus éloigné : la durée de la pyohémie peut varier entre quelques jours et cinq ou six semaines.

L'infection purulente peut-elle se terminer par la guérison ?

On a cité quelques faits, empruntés aux auteurs anciens, dans lesquels, après avoir observé tous les symptômes de la pyohémie, on les aurait vus disparaître consécutivement à des sueurs abondantes, à des évacuations critiques par les urines, les selles, les crachats. M. Sabatier, qui a réuni différentes observations éparses dans les archives de la science, et qui avait intérêt à leur accorder une certaine valeur, a déclaré que rien ne démontrait encore que la pyohémie pût se terminer par la guérison (2). J'avoue que je suis très-disposé à me ranger à cette opinion.

Pour établir la possibilité de la guérison, il faudrait des observations détaillées, dans lesquelles la présence du pus ou de ses éléments eût été positivement constatée dans les matières sécrétées et excrétées. Or, je n'ai pu trouver un seul

____

(1) Sédillot, *De la Phlébite traumatique*, thèse d'agrégation; Paris, 1832, p. 25.

(2) Sabatier, *Y a-t-il des métastases purulentes ?* thèse d'agrégation ; Paris, 1832, p. 9.

fait de ce genre, présentant toutes les qualités d'authenticité et de certitude désirables.

M. F. d'Arcet, ainsi que j'ai l'ai dit, assure que, lorsque des abcès se sont formés chez les individus atteints d'infection purulente, les urines sont constamment albumineuses ; « or, dit le même auteur, le pus est constitué par deux éléments principaux : 1° de la sérosité ; 2° une matière insoluble ; et la chimie apprend que la sérosité du pus contient de l'albumine. En rapprochant ces données chimiques du fait clinique, ne peut-on pas en conclure que la résorption spontanée de certaines collections purulentes s'opère, non au moyen de ces phénomènes obscurs et hypothétiques qu'on a appelés sympathies, crises, métastases, mais sous l'empire de certaines lois fort simples ? Lorsqu'un abcès s'est formé dans l'économie, la partie séreuse du pus ne peut-elle pas filtrer à travers la membrane pyogénée, être prise par les absorbants, et être rejetée à l'extérieur sous la forme de l'albumine que l'on rencontre dans l'urine, tandis que la partie solide du pus, devenue, depuis qu'elle est séparée de la partie séreuse, un corps grisâtre, onctueux, comme constitué par de l'adipocire, *inerte*, reste dans l'organe sans que sa présence détermine aucun accident ultérieur ? Qui sait même si cette matière solide ne peut pas disparaître à son tour, en totalité ou en partie, reprise par cette absorption, inconnue dans son mécanisme, qui n'épargne même pas les solides » (1).

Cette théorie est peut-être applicable à la disparition spontanée des abcès primitivement formés dans l'économie, et dans lesquels le pus est resté à l'abri du contact de l'air ; mais, d'après d'autres idées émises par M. F. d'Arcet lui-même, elle ne s'adresse point à l'infection purulente. L'économie peut-elle se débarrasser du pus, qui circule avec le sang, en le rejetant à l'extérieur, à l'aide de collections purulentes superficielles ? Je n'ose pas répondre à cette question.

Quoi qu'il en soit, je ne veux pas terminer ce paragraphe sans rapporter une observation dans laquelle la guérison de l'infection purulente me paraît être plus probable que dans aucun autre des faits de ce genre que j'ai rencontrés.

Obs. XI.— Un homme âgé de vingt-sept ans entre à l'hôpital Saint-Louis, pour des varices qu'il porte à la jambe gauche. On constate l'état suivant :

Les dilatations variqueuses sont bornées à la jambe gauche, elles affectent la saphène interne et quelques branches de peu d'importance, ne s'élèvent pas au-dessus du genou, et commencent sur le dos du pied : la saphène externe en est exempte. Le peu d'étendue du mal, la pos-

---

(1) F. d'Arcet, *Recherches sur les abcès multiples et sur les accidents qu'amène la présence du pus dans le système vasculaire* ; thèse de Paris, 1842, p. 42-47.

sibilité de l'atteindre dans sa totalité, déterminèrent M. Jobert à céder aux instances du malade, et le 20 mars le caustique de Vienne fut appliqué sur trois points de la veine variqueuse, un peu au-dessous du genou, vers le milieu de la jambe, et à quatre travers de doigt au-dessus de la malléole interne. Le caustique fut maintenu en contact avec la peau durant vingt-quatre heures, et détermina la formation de trois eschares, distantes les unes des autres de 2 à 3 centimètres. Vers le douzième jour, les eschares sont entourées d'un cercle inflammatoire, puis elles sont soulevées peu à peu, et enfin chassées par le pus. Les plaies qui succèdent à leur chute sont bientôt en pleine suppuration, et l'on reconnaît alors que les eschares intéressent la peau et le tissu cellulaire sous-cutané : la veine saphène est comprise en entier dans l'épaisseur de l'eschare supérieure ; elle a subi de la sorte une section complète, et on voit, au fond de la plaie, son extrémité oblitérée par un caillot qui fut expulsé les jours suivants.

Tous ces phénomènes se sont accomplis sans aucun signe d'inflammation du côté de la veine, mais, quelques jours après la chute des eschares, se manifestent les symptômes d'une phlébite externe : rougeur, douleur à la pression sur le trajet de la veine oblitérée, réaction fébrile ; les symptômes d'inflammation sont surtout marqués au niveau du genou. Vingt sangsues et des cataplasmes sont appliqués sur ce point, qui devient le siége d'un abcès, dont l'ouverture est faite au bout de six jours : il s'échappe du foyer du pus phlegmoneux mélangé à du sang.

Le 22 avril 1843, l'inflammation semblait calmée, quand tout à coup elle se réveille, sans que le malade ait commis la plus légère imprudence. Cette fois, la rougeur, la douleur et la tuméfaction s'étendent jusque vers la partie moyenne de la cuisse, le long de la veine saphène, et en même temps apparaissent des symptômes généraux de la nature la plus inquiétante : vers le soir, frisson violent avec tremblement, nuit agitée, sueur copieuse.

Le 28, le malade rapporte qu'il a eu, vers quatre heures du matin, un nouveau frisson aussi violent que celui du soir : la peau est chaude et humide, le pouls développé, à 120 ; le teint animé, le facies naturel. Les plaies de la jambe suppurent comme les jours précédents ; le trajet de la veine saphène est marqué à la cuisse par de la rougeur et un relief sensible à la vue et au toucher. Vingt-cinq sangsues sont appliquées à la cuisse.

- Le frisson se répète le 23 au soir, puis le 24 au matin, toujours suivi de chaleur et de sueur, sans qu'il survienne aucun phénomène morbide du côté des cavités splanchniques. L'existence de ces frissons, coïncidant avec les symptômes d'une phlébite, fit porter le pronostic le plus fâcheux ; mais comme les frissons se répètent à des intervalles réguliers, et qu'il pourrait se faire que le malade fût atteint d'une fièvre intermittente, on administre, le 24 avril, 50 centigrammes de sulfate de quinine. Ce médicament reste sans résultat aucun, et la maladie n'en continue pas moins sa marche.

Les 25, 26 et 27 avril, frissons matin et soir, moins violents que ceux du début, sueurs durant la nuit : le pouls donne de 100 à 120 pulsations. Soif vive, langue couverte d'un enduit muqueux, constipation, facies profondément altéré, faiblesse très-grande (64 grammes d'huile de ricin).

- Le 28, les frissons deviennent de moins en moins violents, mais les traits de la face s'altèrent de plus en plus, la suppuration diminue d'abondance, les plaies se sèchent, les forces tombent rapidement, la voix s'éteint, la peau prend une teinte jaunâtre, terreuse. La langue est humide, un peu sale, le ventre indolent ; diarrhée depuis l'administration du purgatif; urines rares et bourbeuses; pas de toux, point de douleur ni dans la poitrine, ni dans les hypochondres; pas de délire. On applique des sinapismes sur le membre inférieur sain, dans le but de prévenir l'invasion du frisson; on prescrit 20 centigrammes d'extrait d'opium, à prendre en six prises.

Le 29, frissons passagers, de peu de durée : l'accablement persiste; diarrhée. (Sinapismes : la dose d'opium est portée à 24 centigrammes. Bouillon.)

Le 30, le pouls perd sa fréquence et tombe à 84 pulsations, la peau est inondée de sueur; la diarrhée est remplacée par la constipation. Les plaies de la jambe ne fournissent que très-peu de pus; elles sont décolorées. (Opium, 24 centigrammes. Bouillon.)

A partir de ce jour, le malade n'eut plus de frissons, son état alla toujours en s'améliorant. Durant les premiers jours de mai, la peau est continuellement humectée par de la sueur; le pouls revient à sa fréquence normale; le visage reprend son expression habituelle; cependant la peau conserve sa coloration jaunâtre. Les plaies de la jambe prennent un bon aspect et marchent vers la guérison. Un petit abcès se montre au devant de la malléole interne : on l'ouvre le 6 mai. La dose d'opium est durant tout ce temps maintenue à 24 centigrammes. Potages.

Le 7 mai, les sueurs, la constipation, continuent; les urines sont peu abondantes, le sommeil interrompu; les forces renaissent, la peau se colore. La dose d'opium est réduite à 10 centigrammes. On donne une portion d'aliments solides.

Les jours suivants, les membres supérieurs se couvrent de plaques d'eczéma, éruption à laquelle le malade a autrefois été sujet, mais qui avait depuis longtemps disparu. En même temps douleur à la fesse gauche : ce point dou-

loureux est le siége d'un engorgement phlegmasique ; la
fluctuation se manifeste au bout de quatre jours. Une
ponction pratiquée le 11 mai donne issue à un demi-verre
de pus phlegmoneux.

Au 16 mai, les plaies de la jambe sont entièrement cica-
trisées : l'abcès de la fesse continue à fournir du pus. Le
malade mange deux portions, il se lève pour la première
fois. Il n'y a plus de traces de varices ; la veine saphène est
oblitérée jusqu'au milieu de la cuisse, et forme un cordon
sous le doigt ; la peau qui la recouvre est colorée en brun
foncé. Le malade sort parfaitement guéri (1).

§ IV.

DIAGNOSTIC ET PRONOSTIC DE LA PYOHÉMIE.

Diagnostic. — *Fièvre typhoïde.* La maladie qui
a le plus d'analogie avec la pyohémie est certainement la fièvre typhoïde ; il est même difficile de
ne pas tomber dans l'erreur, du moins au début,
lorsque la phlébite ou le foyer de suppuration qui
donne lieu à l'introduction du pus dans le sang
échappe à l'examen du médecin. On doit soupçonner néanmoins l'existence de la pyohémie quand
on observe un frisson initial intense, erratique, se
reproduisant à des intervalles rapprochés, une

(1) Jobert, observation communiquée.

adynamie très-prononcée et très-rapide, une profonde altération des traits de la face. Plus tard, la
céphalalgie, les troubles des sens, les épistaxis, les
éruptions cutanées, sont des signes qui, par leur
absence ou par leur présence, dissipent toute in-
certitude.

Fièvre intermittente. Lorsqu'un accès de fièvre
intermittente se manifeste chez un amputé ou
chez une femme nouvellement accouchée, chez un
individu affectée d'une phlébite jusqu'alors circonscrite, le diagnostic ne peut ordinairement être
posé avec certitude qu'au bout de quelques heures;
alors, en effet, si l'on a affaire à une fièvre intermittente, on observera une apyrexie complète; si
au contraire il s'agit d'une infection purulente, la
fièvre persistera, et prendra immédiatement le type
continu avec des exacerbations irrégulières, se
manifestant principalement vers le soir. Dans la
fièvre intermittente, le frisson est en général plus
intense et d'une plus longue durée; l'altération de
la face est beaucoup moins profonde. M. Jobert
attache une très-grande valeur à ce dernier caractère différentiel; souvent, m'a-t-il dit, il lui a
suffi, pour asseoir son diagnostic, d'un seul coup
d'œil jeté sur la figure du malade. Dans le cas où
l'on conserverait quelques doutes, le sulfate de
quinine viendrait les dissiper.

Morve et farcin aigus. Indépendamment des

circonstances étiologiques, qui presque toujours font facilement reconnaître l'affection morveuse, celle-ci est accompagnée de phénomènes caractéristiques que l'on ne retrouve point dans la pyohémie.

Piqûre anatomique. Les phénomènes morbides que provoquent les blessures faites avec un instrument de dissection, chargé de matière putride, sont le résultat tantôt d'une phlébite, tantôt d'une lymphangite ; tantôt d'un phlegmon, tantôt, enfin, d'un véritable empoisonnement. La phlébite, la lymphangite, le phlegmon, peuvent alors devenir la cause d'une infection purulente ; mais celle-ci sera spécifique, et sera accompagnée de symptômes variables, que l'on ne rencontre pas dans la pyohémie, et qui ont été fort bien décrits par MM. Trousseau et Dupuy (1) ; ce sont des accidents nerveux tout particuliers, une inflammation spéciale du tissu cellulaire, analogue à celle que l'on observe dans le charbon, etc. La connaissance de la cause première de la maladie assure d'ailleurs le diagnostic. Je reviendrai sur ce sujet.

Fièvre hectique. La fièvre hectique simule, par quelques-uns de ses symptômes, la pyohémie ;

____

(1) Trousseau et Dupuy, *Expériences et observations sur les altérations du sang, considérées comme causes ou comme complications des maladies locales;* in *Archives générales de médecine,* 1826, t. XI, p. 373.

mais il sera toujours facile de la reconnaître par sa marche lente et chronique, et par la présence d'une lésion organique, dont la fièvre hectique n'est ordinairement que le symptôme.

Rhumatisme. Les douleurs vives qui se manifestent quelquefois dans les articulations, chez les malades affectés de pyohémie, pourraient faire croire à un rhumatisme articulaire; mais celui-ci n'est jamais accompagné des phénomènes généraux, de l'adynamie, qui caractérisent, dès le début, l'infection purulente.

Pneumonie. Lorsque, chez un amputé, par exemple, il survient une pneumonie simple, celle-ci se présente quelquefois avec tous les accidents généraux qui caractérisent l'infection purulente. Le diagnostic est alors d'autant plus difficile que la pyohémie est souvent accompagnée de toux, de douleur thoracique, de dyspnée, et que fréquemment, d'ailleurs, elle est compliquée de pneumonie lobulaire. Il faut alors tenir compte des circonstances suivantes, auxquelles je n'accorde d'ailleurs qu'une valeur diagnostique douteuse. Dans la pneumonie simple, l'état adynamique est moins prononcé au début, la face moins altérée; le frisson initial ne se reproduit pas, la dyspnée est plus forte; l'auscultation et la percussion fournissent des signes plus caractérisés et plus étendus; enfin, il existe une expectoration spéciale.

Pronostic. La pyohémie est une affection grave, et presque constamment mortelle. Pour établir le pronostic, il faut surtout prendre en considération les circonstances au milieu desquelles le pus est introduit dans le torrent circulatoire. Lorsque la pyohémie survient chez une femme nouvellement accouchée, et surtout sous l'empire d'une constitution épidémique, la mort est presque certaine : il en est de même de l'infection purulente des amputés, se manifestant sous l'influence de la pourriture d'hôpital. L'état physique et moral anétcédent du malade doit également être pris en sérieuse considération.

§ V.

CAUSES DE LA PYOHÉMIE.

La pyohémie peut être produite directement, chez les animaux, par une injection de pus dans une veine.

Chez l'homme, une cause pathologique peut introduire, d'une manière analogue, c'est-à-dire mécaniquement, du pus dans le système circulatoire. M. Grisolle, a vu un abcès de la fosse iliaque s'ouvrir dans la veine cave, et déterminer ainsi une infection purulente presque instantanément mortelle. M. Demeaux a cité un fait anatomique analogue : une vaste poche, occupant la fosse iliaque droite, et remplie par un pus bien lié et très-fétide, communiquait avec la veine cave, dont la paroi postérieure offrait une ouverture de 2 pouces, à quelques lignes au-dessus de la bifurcation. L'inflammation s'étendait, dans la veine cave, jusque près du foie ; dans la veine iliaque droite, jusqu'à l'arcade de Fallope, et à 1 pouce ou 2 seulement dans la veine iliaque gauche. Ces parties contenaient du pus, séparé du reste de la circulation par des caillots sanguins. Le caillot de la veine iliaque droite contenait çà et là du pus (1). M. Piorry a vu un vaste kyste pyohydatique du foie ouvert dans la veine cave : du pus était mélangé avec le sang, et se retrouvait dans les cavités droites du cœur, et jusque dans les troisièmes divisions de l'artère pulmonaire (2).

La *cardite* peut être une cause de pyohémie, puisqu'il est parfaitement démontré aujourd'hui, par les travaux de Laennec (3), de M. Simonnet (4), et surtout par les belles recherches de M. Bouil-

---

(1) Demeaux, *Bulletins de la Société anatomique*, 1839, p. 163.
(2) Piorry, *Traité de pathologie iatrique*, p. 118.
(3) Laennec, *Traité de l'auscultation médiate* ; Paris, 1831, t. III, p. 159.
(4) Simonnet, *Essai sur la cardite partielle et générale* ; thèse de * s, 1824, p. 7,

13

laud, que des abcès se forment quelquefois dans l'épaisseur des parois cardiaques ; « Or, dit M. Bouillaud, un abcès du cœur, qu'il soit enkysté ou non, peut s'ouvrir ou se faire jour dans l'intérieur du cœur : le pus alors se mêle avec le sang » (1).

L'*endocardite* peut également introduire une certaine quantité de pus dans le sang.

« Une sécrétion purulente a certainement lieu dans l'endocardite, dit M. Bouillaud, et le produit, sécrété peu à peu par l'endocarde enflammé, est incessamment balayé par le courant sanguin » (2).

Dans l'*artérite*, suivant Hogdson, la membrane interne du vaisseau peut sécréter du pus, et celui-ci est, au fur et à mesure, entraîné par le sang, avec lequel il circule (3); M. Andral a trouvé, une fois, la membrane interne de l'aorte soulevée par une demi-douzaine de petits abcès, égalant chacun le volume d'une noisette, et ayant leur siége entre la membrane interne et la moyenne ; le pus contenu dans ces abcès ressemblait au pus ordinaire du phlegmon ; dans un autre cas, le même observateur a vu la plus grande partie des rameaux de l'artère pulmonaire remplie par du pus. « Tantôt, ajoute

---

(1) Bouillaud, *Traité clinique des maladies du cœur ;* Paris, 1835, t. II, p. 298.

(2) Bouillaud, ouvrage cité, p. 175.

(3) Hogdson, *Traité des maladies des artères et des veines,* trad. de M. Breschet ; Paris, 1819, t. I, p. 12-13.

M. Andral, le pus est mêlé avec le sang, dont il altère l'aspect, tantôt il n'y a dans l'artère que du pus seul (1) ; M. Bouillaud nous apprend que, dans l'artérite, du pus est quelquefois sécrété au-dessous de la membrane interne, et forme des espèces de pustules, dont la rupture peut déterminer le mélange du pus avec le sang : « Toutefois, ajoute M. Bouillaud, ce n'est que dans le plus petit nombre des cas que la matière se fait jour dans la cavité des artères » (2).

M. Cruveilhier prétend que la pyohémie ne peut jamais être le résultat d'une inflammation artérielle, parce que le premier effet de l'artérite est de produire la coagulation du sang et une inflammation adhésive, qui ne permet pas au pus de pénétrer dans le torrent circulatoire (3). Je ne discuterai pas cette opinion contradictoire, parce que, dans l'inflammation suppurative du tissu cardiaque de l'endocarde ou de l'aorte, la mort arrive avant que la pyohémie ait eu le temps de se manifester symptomatiquement. Quant à la pyohémie par suite de l'inflammation d'une artère secondaire,

---

(1) Andral, *Précis d'anatomie pathologique ;* Paris, 1829, t. II, p. 379.

(2) Bouillaud, *Dictionnaire de médecine et de chirurgie pratiques,* art. ARTÉRITE, t. III, p. 408.

(3) Cruveilhier, *Dictionnaire de médecine et de chirurgie pratiques,* art. ARTÈRES, t. III, p. 399-395.

je ne sache pas qu'il en existe d'exemple dans la science.

La *phlébite*, *l'absorption* opérée par les veines ou par les lymphatiques, peuvent-elles introduire du pus dans le sang ? Le pus peut-il se former de toutes pièces dans le sang lui-même ? Pour répondre à ces questions, je serais obligé d'entrer dans des développements qui trouveront mieux leur place dans le paragraphe où je m'occuperai du mécanisme et de la nature de la pyohémie. Ici, je me contenterai d'indiquer que l'infection purulente survient fréquemment chez les sujets qui portent des foyers ou des surfaces de suppuration ; chez les femmes nouvellement accouchées ; à la suite de la phlébite traumatique ou spontanée ; chez les individus qui ont subi une opération chirurgicale, et principalement chez les amputés ; à la suite de la phlébotomie, des opérations pratiquées sur les varices des membres, ou les tumeurs hémorrhoïdales ; dans quelques cas d'érysipèle veineux (1) ou lymphatique (Jobert), de phlébite de la veine ombilicale (2). Souvent les constitutions épidémiques, l'entassement, paraissent exercer une influence remarquable sur le développe-

---

(1) Boinet, *De l'Érésipèle d'hôpital,* in *Journ. des conn. méd.-chir.,* t. VI, p. 18-20.

(2) Tessier, mémoire cité ; *l'Expérience,* t. II, p. 52, obs. 8.

ment de la pyohémie. Je ne reviendrai que trop longuement sur ces considérations (voy. les paragraphes VII et VIII).

§ VI.

TRAITEMENT.

Traitement prophylactique. — Les causes hygiéniques qui favorisent le développement de la pyohémie sont toutes celles qui produisent l'infection de l'air : tantôt c'est un foyer de matières végétales ou animales en décomposition , tantôt une réunion trop considérable d'hommes. Il importe, par conséquent , tant pour prévenir l'infection purulente que pour en atténuer, autant que possible , la gravité , de renouveler incessamment l'atmosphère dans laquelle sont placés les malades, et , surtout dans les hôpitaux , de ne point accumuler les lits dans un espace trop étroit. M. Tessier insiste particulièrement sur les dangers de l'entassement, et l'on ne saurait assez l'approuver à cet égard. Je me réserve néanmoins de discuter l'influence exercée par cette cause, à laquelle M. Tessier attache une signification pathogénique que je ne saurais lui accorder (voy. § VII).

Je n'ai pas besoin d'ajouter que les soins de

propreté, que les agents capables de neutraliser les miasmes putrides, ne doivent pas être oubliés; sous ce rapport, la prophylaxie de l'infection purulente ne diffère pas de celle de toutes les maladies épidémiques.

M. Piorry a tracé avec le plus grand soin le traitement prophylactique de la pyohémie, et je ne saurais mieux faire que de lui emprunter les préceptes qui vont suivre.

1° Combattre avec énergie les maladies dont la formation, le séjour et la pénétration ultérieure du pus dans le sang, peuvent être les effets.

2° Donner, autant que possible, aux surfaces saignantes ou ulcérées une forme telle que le pus n'y séjourne pas.

3° Faire des débridements, des contre-ouvertures, établir une compression méthodique pour prévenir la stagnation du pus, dans les parties où elle peut avoir lieu.

4° Toutes les fois qu'une surface saignante ou même ulcérée est en contact avec le pus, surtout avec le pus altéré par le contact de l'air, évacuer ce pus par tous les moyens possibles.

5° Lorsqu'une veine est ouverte près d'un foyer purulent, établir sur elle une compression méthodique qui empêche le liquide de pénétrer dans sa cavité.

6° Lorsqu'une veine atteinte de phlébite est

pleine de pus et que celui-ci est contenu entre des adhérences qui limitent le foyer, ouvrir de bonne heure l'abcès; car les adhérences pourraient se déchirer, se détacher, et permettre au pus de pénétrer dans le torrent circulatoire.

7° Toutes les fois que, dans une veine atteinte de phlébite, on ne constate pas tout d'abord la présence d'adhérences solides, il faut arrêter la circulation dans la veine, au-dessus et au-dessous, à l'aide d'une compression méthodique; comprimer aussi l'artère du membre malade qui correspond à la veine malade; ouvrir largement la veine sur les points de son étendue qui paraissent être les plus affectés; la vider, autant que possible, du pus qu'elle contient, par des pressions exercées suivant la longueur du vaisseau et en maintenant le membre abaissé (1).

« Les malades, dit M. Piorry, qui portent une grande quantité de pus dans un tissu, et chez lesquels il y a eu déjà de vastes évacuations sanguines de faites, ne doivent pas être largement saignés, et souvent même ne doivent l'être en aucune façon : ce serait favoriser la résorption purulente. Les mêmes raisons empêcheront de soumettre à une diète trop rigoureuse et trop prolongée des malades qui portent de grands foyers purulents,

---

(1) Piorry, *Mémoire sur la pyohémie*, p. 36-38.

soit à l'état aigu, soit à l'état chronique. On sait que Maréchal donnait des aliments à ses amputés, et qu'il s'en trouvait bien » (1).

J'ai vu, pendant mon internat à l'hôpital Saint-Louis, les faits venir donner une éclatante consécration à ces paroles de M. Piorry. Abandonnant la pratique généralement suivie par les chirurgiens, et jusque-là par lui-même, M. Jobert cessa de soumettre ses amputés à une diète rigoureuse et prolongée. Bientôt des résultats remarquables furent obtenus : non-seulement les plaies se cicatrisèrent plus rapidement, la convalescence fut moins longue, mais les résorptions purulentes devinrent encore beaucoup moins fréquentes. Depuis lors, M. Jobert n'a eu qu'à se louer d'avoir suivi une voie dans laquelle il ne s'était pas engagé sans quelques craintes.

Guidé par des vues théoriques que j'exposerai plus loin (voy. § VII), M. Bonnet veut qu'on ouvre les abcès sous l'eau, et que l'on réunisse, autant que faire se peut, toutes les plaies par première intention (2). En tout état de choses, ces préceptes seraient bons à suivre, si des difficultés et souvent des impossibilités pratiques ne venaient s'y opposer

---

(1) Piorry, *Mémoire sur la pyohémie*, p. 40.

(2) Bonnet, *Mémoire sur la composition et l'absorption du pus*, in *Gazette médicale*, 1837, p. 602.

Traitement curatif. — Ai-je besoin de rappeler, en commençant, que la première et la principale de toutes les indications est de combattre la cause pathologique qui a donné lieu à la pyohémie? Cependant, il faut prendre garde de se laisser entraîner dans cette direction par des opinions systématiques; il pourrait en résulter de graves inconvénients pour les malades, ainsi qu'il est facile de s'en convaincre en étudiant les diverses médications qui ont été instituées par des hommes qui n'ont vu dans la pyohémie, ceux-ci qu'une phlébite, ceux-là qu'une fièvre maligne ou putride.

Les *émissions sanguines* ont été préconisées par Dance, Dupuytren (1) et plusieurs autres médecins. M. P. Bérard les repousse avec juste raison, parce qu'elles augmentent l'état de faiblesse générale si grave dans lequel sont plongés les malades (2). Des expériences faites par M. Magendie, et que tout le monde connaît, doivent également faire rejeter les saignées, que condamne formellement M. Piorry (3), et qui d'ailleurs sont presque généralement abandonnées aujourd'hui. Le fait observé par MM. Leuret et Hamont, qui,

---

(1) Dupuytren, *Leçons orales de clinique chirurgicale*, 1839, t. vi, p. 106.
(2) P. Bérard, *Dictionnaire de médecine*, art. Pus, t. xxvi, p. 492.
(3) Piorry, *Mémoire sur la pyohémie*, p. 42.

après avoir injecté du pus dans les veines d'un animal, parvinrent à empêcher le développement des accidents, à l'aide de saignées répétées, n'est qu'une exception qui ne peut infirmer une opinion fondée sur l'observation clinique. En théorie, on peut établir qu'en retirant une grande quantité de sang, on enlève une portion de la matière purulente, qui seule produit les accidents; mais il s'agirait encore de savoir si cet avantage n'est point plus que contre-balancé par l'activité que les émissions sanguines impriment à l'absorption.

Dans le but de débarrasser l'économie du poison dont elle est infectée, on a proposé d'activer les sécrétions et les excrétions, à l'aide des sudorifiques, des diurétiques et des purgatifs.

Sudorifiques. On provoque les sueurs par des infusions chaudes de bourrache, de menthe, de sureau, etc., auxquelles on ajoute de 1 à 3 grammes d'acétate d'ammoniaque. MM. Marjolin et Blandin ont retiré de bons effets des sudorifiques (1).

Les *purgatifs* sont souvent employés avec avantage; mais, d'une part, il faut, avant de les administrer, s'assurer que l'intestin est en état de les supporter, et il faut les supprimer lorsque les

____

(1) Blandin, *Dictionnaire de médecine et de chirurgie pratiques*, art. AMPUTATIONS, t. II, p. 228.

évacuations deviennent très-fréquentes, parce que celles-ci pourraient exténuer les malades, et accroître l'état adynamique déjà si prononcé. Les purgatifs préférés par M. Piorry sont les sels de soude et de magnésie, la gomme-gutte, la scammonée, le jalap; c'est-à-dire les purgatifs dont l'administration est le plus souvent suivie de l'évacuation d'une grande quantité de sérosité (1). M. Jobert m'a dit avoir eu souvent à se louer de l'administration quotidienne de l'eau de Sedlitz.

Les *diurétiques* qui méritent la préférence sont la scille et la digitale.

Boissons à haute dose. Il faut placer ici les boissons à haute dose et les lavements aqueux conseillés par M. Piorry, car cette médication a un triple effet : mieux que les sudorifiques et les diurétiques, elle provoque d'abondantes excrétions d'urine et de sueur; elle diminue l'activité de l'absorption, et elle fait subir au poison introduit dans l'économie une dilution considérable. « Les boissons à haute dose, dit M. Piorry, sont les moyens sur lesquels il faut le plus compter » (2).

Les *toniques* sont utiles pour relever les forces abattues des malades et pour donner à l'économie, en stimulant le système nerveux, la puissance né-

______

(1) Piorry, *Mémoire sur la pyohémie,* p. 46.
(2) Piorry, *Mémoire sur la pyohémie,* p. 44.

cessaire pour résister au poison qui agit sur elle, et qui tend à détruire la vie dans ses sources. Les préparations de quinquina, le vin, le camphre, les sels ferrugineux, les eaux distillées aromatiques de cannelle, de menthe, de mélisse, etc., sont les médicaments auxquels on a généralement recours. Ici encore M. Piorry recommande avec raison de ne pas soumettre les malades à une diète trop sévère. Souvent on a vu, sous l'influence de l'alimentation, de l'administration du vin, des toniques, les forces du malade se relever, des sueurs copieuses se manifester, et une amélioration notable se produire.

Sulfate de quinine. L'idée de combattre par le sulfate de quinine les premiers accidents de la pyohémie a été suggérée par la manifestation du frisson et des autres phénomènes qui caractérisent les accès de fièvre intermittente ; mais, ainsi que le dit très-bien M. Piorry, ce n'est que lorsque la rate elle-même est malade en même temps qu'il y a pyohémie, qu'on voit survenir de véritables accès, et que le sulfate de quinine est utile ; même dans les cas de ce genre, les accidents ne s'amendent néanmoins que pour peu de temps ; bientôt ils reparaissent avec la même intensité qu'auparavant, et le sulfate de quinine ne produit plus alors aucun effet (1).

____

(1) Piorry, mémoire cité, p. 4.

Vésicatoires volants. On a conseillé l'application successive d'un grand nombre de vésicatoires volants, pour attirer au dehors une certaine quantité de matière purulente, et en débarrasser ainsi l'économie. L'observation clinique n'a pas été favorable à cette médication. On doit d'ailleurs se demander si, en établissant ainsi de nouveaux points de suppuration sur le corps, il n'est pas à craindre qu'on fournisse un nouvel aliment à l'absorption purulente.

Tommasini vante les heureux effets des antimoniaux et de la scille (1) ; Sanson administrait l'émétique à dose rasorienne (2). On a préconisé le calomélas, les préparations alcooliques, l'éther ; mais M. Piorry rejette complétement ces derniers médicaments, en se fondant sur la propriété qu'a l'alcool de coaguler l'albumine.

M. Bonnet se demande si l'on ne parviendrait pas à neutraliser dans le sang l'excès d'ammoniaque par des boissons chargées d'un acide, à décomposer ou à neutraliser l'hydrogène sulfuré par les chlorures ou les sels de plomb (3) ; M. Boyer propose les chlorures pour neutraliser la putridité du

---

(1) Tommasini, *Conférences cliniques*, in *Journal hebdomadaire*, avril 1830, p. 72.

(2) P. Bérard, *Dictionnaire de médecine*, t. xxvi, p. 492.

(3) Bonnet, *Mémoire sur la composition et l'absorption du pus*, in *Gazette médicale*, 1837, p. 601.

pus qui circule avec le sang (1); mais ces auteurs reconnaissent eux-mêmes qu'on ne saurait accorder une grande confiance à des substances dont l'efficacité n'est pas démontrée, même dans une éprouvette ou une cornue.

Dans la pyohémie, comme du reste dans toutes les maladies, il faut saisir les indications qui peuvent être fournies par les causes et par les complications; mais il faut se rappeler constamment que la pyohémie, lorsqu'elle existe, domine par sa gravité toutes les affections primitives ou consécutives dont elle peut être accompagnée, et que c'est contre l'altération du sang qu'il faut diriger tous les moyens, hélas! trop souvent insuffisants, que nous fournit la thérapeutique.

§ VII.

MÉCANISME ET NATURE DE LA PYOHÉMIE.

Quelles sont les différentes causes immédiates qui peuvent donner lieu à la présence de pus dans le sang? Cette question, d'un grand intérêt théorique et pratique, est fort diversement jugée, et les

______

(1) Boyer, *Mémoire sur la résorption purulente*, in *Gazette médicale*, 1834, p. 196.

opinions les plus contradictoires sont professées à cet égard par des hommes d'un égal mérite. Je n'ai pas la prétention, on le pense bien, de trancher ce nœud gordien; mais je vais m'efforcer de résumer les différentes doctrines qui ont été mises en avant de part et d'autre, après avoir rigoureusement précisé les termes de la question; je ne dissimulerai, je ne torturerai aucun des arguments qui ont été opposés à tel ou tel système, ou invoqués en faveur de tel ou tel autre; j'énumérerai avec impartialité les éléments de jugement que fournissent la théorie et l'observation; j'exposerai simplement et avec bonne foi toutes les pièces du procès: le lecteur jugera.

On peut ramener à cinq classes toutes les causes immédiates qui ont été assignées à la présence du pus dans le sang.

1" Du pus est versé en nature dans le torrent circulatoire, par suite d'une cause mécanique (*injection, ouverture d'un abcès dans une veine*).

2° Du pus se forme dans le système circulatoire lui-même, consécutivement à une phlegmasie développée dans un point quelconque de ce système (*cardite, endocardite, artérite, phlébite*).

3° Du pus se forme dans le système lymphatique, par suite d'une phlegmasie développée dans un point quelconque de ce système, et il est versé dans le torrent circulatoire.

4° Du pus, formé en dehors des systèmes lymphatique et circulatoire, est introduit dans ce dernier par l'absorption.

5° Du pus se forme primitivement, de toutes pièces, dans le système circulatoire, par suite d'une transformation subie par le sang (*généra-tion spontanée, diathèse purulente, fièvre puru-lente*).

Étudions chacune de ces classes pathogéniques.

1° *Pyohémie mécanique.*

Ici, aucune contestation possible : j'ai cité quelques faits qui établissent l'existence de cette première espèce de pyohémie.

2° *Pyohémie par inflammation du système circu-latoire.*

La cardite, l'endocardite, l'aortite, sont des causes non contestées de pyohémie ; je n'ai qu'à les rappeler. Il n'en est pas de même de la *phlébite* ; trois doctrines sont professées quant à elle.

A. La phlébite ne peut jamais produire la pyohémie (Tessier).

B. La phlébite est la seule cause possible de la pyohémie (Dance, Cruveilhier, Blandin, P. Bérard, etc.).

C. La phlébite est *une des causes* de la pyohémie (Maréchal, Legallois, Ribes, Velpeau, A. Bérard, etc.).

Examinons chacune de ces doctrines.

A. *La phlébite ne peut jamais produire la pyohémie.* Cette proposition, si exclusive, appartient à M. Tessier, à lui seul ou à peu près. Elle
est appuyée sur des considérations que j'ai déjà
exposées avec détails; je n'aurai donc plus besoin
que de les rappeler brièvement.

« Le PREMIER EFFET *de la phlébite,* dit M. Tessier,
d'accord sur ce point avec M. Cruveilhier, *est de
coaguler le sang.* »

Mais cette assertion n'est qu'une hypothèse qui
n'est autorisée par aucun fait, par aucune observation directe. Que la coagulation du sang soit toujours déterminée par la phlébite, je l'admets pour
un moment; mais comment prouver que cette
coagulation est le *premier effet* de la phlébite?
Entre le moment où se produisent dans le solide
les premiers phénomènes de l'inflammation, et celui où le sang se coagule, il faut bien admettre
qu'il s'écoule un certain temps, si court qu'il soit.
Or, sait-on ce qui se produit pendant cet espace
de temps? Sait-on s'il ne s'opère point certains
phénomènes de sécrétion qui, plus tard, peuvent
avoir pour résultat la présence de pus dans le
sang, alors même que la veine se serait bientôt

et irrévocablement oblitérée ? Sait-on si des éléments, qui deviendront *nécessairement du pus*, ne
sont pas versés dans le torrent circulatoire *avant la
formation de pus globuleux* dans le point de la veine
enflammée, et avant l'oblitération de ce vaisseau ?
Mais, dira-t-on, c'est répondre à une hypothèse par
des hypothèses. Je montrerai plus loin que ces
idées, dont j'accepte toute la responsabilité, car
je les émets le premier, ne sont pas entièrement
dépourvues de l'appui que donne l'observation.

« *Le sang, aussitôt qu'il est coagulé*, continue
M. Tessier, *se prend en une gelée qu'entoure de
toutes parts une membrane une poche fibrineuse.* »
Cette espèce de kyste, a ajouté M. Tessier, dans
une conversation pendant laquelle il a bien voulu
discuter avec moi certains points de sa doctrine,
cette espèce de kyste se retrouve dans le caillot
d'une saignée : il existe dans toute coagulation du
sang.

Je ne suis pas en mesure de démontrer, *directement*, que cette membrane ne se forme pas lorsque
le sang se coagule dans l'intérieur d'une veine;
mais je puis affirmer qu'elle n'existe pas sur le
caillot d'une saignée. M. Tessier se convaincra,
quand il le voudra, que, dans ce dernier cas, on
n'observe qu'un réseau fibrineux, qu'une espèce
d'éponge, dans les intervalles de laquelle sont lo-

gés les globules sanguins et une certaine quantité
de sérosité.

« *Cette membrane,* continue M. Tessier, d'accord
encore sur ce point avec M. Cruveilhier, *con-
tracte des adhérences tellement intimes avec les parois de la veine enflammée, que jamais le pus ne
peut trouver place entre elles.* »

A cette proposition va répondre un observateur dont nous connaissons tous la scrupuleuse
fidélité, M. Nivet.

Obs. XII. — Une jeune femme est amputée de la jambe;
le seizième jour, se déclare une phlébite : elle meurt le
vingt-huitième.

Autopsie. Les veines tibiales antérieure et postérieure, et
poplitée, sont remplies de pus; la veine crurale est occu-
pée, jusqu'à la naissance de la saphène, *par un caillot séparé des parois de la veine par du pus dans ses trois quarts
inférieurs, puis ensuite par une sanie purulente;* ce caillot
se termine par un petit renflement : *nulle part il n'adhère
aux parois de la veine;* de sorte qu'il n'a existé pendant la
vie *aucun obstacle capable d'empêcher le passage du pus des
veines dans le torrent circulatoire* (1).

« *Le pus une fois formé,* dit enfin M. Tessier,
qui se trouve, ici, en contradiction avec M. Cruveilhier, *le pus ne peut jamais, à aucune époque,*

____

(1) Nivet, *Bulletins de la Société anatomique,* 1837, p, 261.

pénétrer dans le torrent circulatoire ; il est évacué à l'extérieur, ou résorbé. »

Les faits vont encore intervenir ; mais voyons d'abord ce qu'oppose à la doctrine de M. Tessier la théorie, qui a bien quelque valeur, *quoi qu'on die,* lorsqu'elle repose sur une analogie réelle et sur une induction sévère.

L'inflammation veineuse est TOUJOURS *adhésive,* disent MM. Cruveilhier et Tessier. Mais ceci est une assertion difficile à admettre *a priori,* car elle est contraire à tout ce que nous enseignent les faits quant à l'inflammation de toutes les autres membranes séreuses, inflammation qui tantôt est adhésive, tantôt non adhésive. La membrane interne des veines fait donc exception à la loi générale ? Certes, voilà une exception qui a besoin d'être bien rigoureusement démontrée par l'observation ; ce n'est que devant des faits bien évidents que la théorie s'avouera vaincue.

Or, les faits, à moins de leur enlever leur évidente signification par des interprétations pénibles, les faits prouvent « que, *dans les veines,* la suppuration peut commencer *comme sur les surfaces enflammées*, c'est-à-dire que, dans BEAUCOUP DE CAS, l'inflammation et la suppuration *ne sont pas exactement limitées,* parce qu'il *ne s'est pas formé d'adhérences.*» Sait-on à qui j'emprunte ces paroles ?

A John Hunter (1)! à Hunter, dont on a invoqué le grand nom, pour lui attribuer une opinion systématique qui ne lui a jamais appartenu.

L'observation démontre que l'inflammation de la membrane interne des veines ne diffère point de l'inflammation des membranes séreuses; que tantôt elle est adhésive, tantôt suppurative; que la phlébite adhésive se montre surtout dans les petites veines, et qu'elle se développe lorsque l'inflammation n'est pas très-intense dès le début; que la phlébite suppurative est plus fréquente dans les veines d'un calibre considérable, lorsque la phlegmasie est très-aiguë, ou accompagnée de certaines circonstances particulières. « Les phlébites très-aiguës, très-intenses, dit M. Blandin, ne donnent pas lieu à la formation d'un caillot; quand celui-ci existe, il n'est pas primitif. » Dance admet également que du pus peut être produit avant la formation du caillot. « L'isolement, dit M. Piorry, doit être plus rare dans la septico-phlébite que dans la phlébite simple » (2).

Il me serait facile de rapporter un grand nombre de faits à l'appui de ces propositions, et j'en ai déjà cité plusieurs (obs. 1, 2, 3, 5, 6); mais je

---

(1) Hunter, *OEuvres complètes*, traduction de Richelot, liv. 33, p. 645.

(2) Piorry, *Traité de médecine pratique*, t. ii, p. 404.

ne puis dépasser certaines limites, et je me contenterai d'établir de nouveau, par quelques observations, 1° que la phlébite n'est pas toujours
adhésive; 2° qu'elle peut être adhésive et suppurative sur le même sujet, en différents points du système circulatoire; 3° qu'en admettant qu'elle soit
toujours primitivement adhésive, le pus peut pénétrer ultérieurement dans le torrent circulatoire.

Obs. XIII. — Un homme est pris d'une pleuro-pneumonie:
on le saigne coup sur coup; la convalescence était franche, lorsque brusquement le malade éprouve des frissons
suivis de chaleur et de sueurs. Oppression, pouls à 108-112;
visage altéré, grippé; air de stupeur, coloration jaune de
la peau. M. Bouillaud, ne trouvant aucun rapport entre
l'état du malade et celui de la poitrine, redouble ses in-
terrogations, et apprend qu'à la suite de la dernière saignée le bras est devenu douloureux: il constate alors
l'existence d'une phlébite. Le malade succombe le même
jour.

Autopsie. Les parois de la veine basilique sont épaissies,
sa membrane interne présente une rougeur qui est uni-
forme dans ses ramifications, et distribuée par plaques en
remontant vers l'aisselle. La surface interne de la veine est
ridée et comme chagrinée; l'épaississement des parois du
vaisseau disparaît au delà de l'aisselle, mais la rougeur est
continue jusqu'au cœur. Les veines du bras sain ne présentent point de rougeur, et leur surface interne est lisse
et polie (1).

---

(1) Bouillaud, *Traité clinique des maladies du cœur,* Paris, 1835,
t. II, p. 9-16.

Obs. XIV. — Une jeune fille est saignée au bras gauche, sur la médiane basilique; pendant trois jours, elle n'éprouve rien d'insolite et se sert de son bras; alors, douleur au niveau de la piqûre, sans symptômes généraux. La malade entre à l'hôpital; on constate l'état suivant : engorgement œdémateux de la main et de l'avant-bras; tuméfaction et rougeur, accompagnées de douleur au pli du bras; le moignon de l'épaule est également douloureux; pouls à 116. Le lendemain, frisson, teinte jaune remarquable de la peau. La malade succombe le surlendemain.

Autopsie. Caillots dans les veines superficielles de l'avant-bras; les parois de la veine médiane basilique, au niveau de la piqûre, sont épaissies; du pus parfaitement liquide, louable, remplit cette veine dans sa partie inférieure, où il n'est retenu par aucune adhérence; dans la partie supérieure de la veine, on voit quelques caillots peu consistants de sang noir, non adhérents, et ne remplissant pas toute la cavité des vaisseaux. La veine qui fait communiquer les veines superficielles de l'avant-bras avec les veines profondes est remplie de pus liquide jusqu'à son embouchure dans la veine profonde. Plusieurs abcès métastatiques à la base des deux poumons (1).

.Obs XV. — Un homme meurt à la suite d'une phlébite déterminée par une saignée.

Autopsie. Les parois de la veine, tant au-dessus qu'au-dessous de l'ouverture faite par la lancette, sont réunies, en plusieurs endroits, par l'inflammation adhésive. Dans plusieurs parties de la surface interne des veines, la sup-

---

(1) Laborie, observation communiquée, et rédigée sous les yeux de M. Blandin.

puration avait commencé *comme sur les surfaces enflam-*
mées; mais elle n'était pas encore arrivée à la période
d'ulcération. Auprès de l'aisselle, la veine avait suppuré;
mais au delà de cette région il ne s'était point formé d'ad
hérence, de sorte que le pus avait un libre passage dans
la circulation générale (1).

Obs. XVI. — Un jeune homme a le pied écrasé par une
charrette; on pratique l'amputation de la jambe; quelques jours après, symptômes d'infection purulente. Mort.

Autopsie. «Le malade ayant éprouvé tous les accidents
de la phlébite, les veines qui partaient du moignon ont été
examinées avec le plus grand soin; or, il a été facile de
constater qu'il existait du pus dans les veines tibiale postérieure, péronière, et tibiale antérieure. La veine poplitée
contenait également du pus dans une étendue d'environ 4
à 5 pouces. Dans cette partie, cette veine, comme, du reste,
celles déjà nommées, avait ses parois très-épaissies; elle
offrait l'aspect cylindrique des vaisseaux injectés. Il était
très-important de déterminer si la partie malade de la
veine poplitée était séparée de la partie saine, par un obstacle qui aurait empêché le pus d'être en contact avec le
sang; *cet obstacle n'existait pas.* Ce fait démontre l'inexac-
titude de l'opinion en vertu de laquelle, dans une veine
enflammée à plusieurs degrés, le point malade le plus proche du cœur serait toujours à l'état de phlébite adhésive.
Mais il y avait une autre veine de malade : c'était la veine
saphène externe. Cette veine, depuis la surface de la
plaie jusqu'au point où elle s'abouche dans la poplitée,

---

(1) Hunter, *OEuvres complètes,* traduction de Richelot; Paris,
1841, livraison 13, p. 645.

était distendue à la fois par des caillots et par du pus, et se trouvait oblitérée à ses deux extrémités. Ici, le pus ne pouvait évidemment pas pénétrer dans le torrent de la circulation » (1).

Obs. XVII. —Violentes engelures des mains. Les veines céphalique, médiane, radiales antérieure et postérieure, sont dilatées, et cette dilatation s'étend en haut jusqu'au commencement du tronc de la céphalique. Ces veines et toutes leurs divisions sont remplies par un sang qui, à travers la peau, paraît très-noir. Ces vaisseaux sont d'une telle sensibilité, que le moindre attouchement fait jeter les hauts cris à la malade : lorsqu'on touche dans l'intervalle des veines, aucune douleur n'est ressentie. Au bout de quelques jours, pendant lesquels une amélioration s'était manifestée, apparaissent de nouveaux symptômes de phlébite, et cette fois ils sont plus graves. Les branches des veines basilique, médiane, cubitales antérieure et postérieure, sont rouges, enflammées, jusqu'au tronc de la basilique ; les branches de la céphalique sont rougeâtres, saillantes ; *la circulation y est arrêtée.* En faisant des frictions de bas en haut sur le trajet des veines, on y fait remonter le sang ; mais aussitôt qu'on cesse la pression, le sang redescend. La gangrène s'empare du membre, et la malade succombe.

Autopsie. Les veines basilique, médiane, et cubitales antérieure et postérieure, sont enflammées, et cette inflammation se continue dans toute l'étendue du tronc de la basilique. Mais le plus grand désordre se remarque dans la veine céphalique médiane, ainsi que dans les veines céphalique, radiales antérieure et postérieure. Elles sont très-

---

(1) Mazet, *Bulletins de la Société anatomique*, 1837, p. 234.

dilatées, et remplies par une matière purulente, qui, dans certains endroits, est comme de la lie de vin, et dans d'autres, est du pus bien formé.

L'épaisseur des parois de toutes ces veines est considérablement augmentée, et, après avoir été coupées en travers, elles restent béantes comme un segment d'artère. L'intérieur de ces veines présente des enfoncements ulcéreux, et en en faisant flotter dans l'eau une partie, on la voit couverte de villosités. Les quatre cinquièmes supérieurs du tronc de la céphalique sont lisses, enflammés et remplis par un pus sanguinolent. La veine axillaire contient du pus; elle présente des traces d'inflammation qui se continuent dans la veine cave supérieure, et jusqu'à l'intérieur de l'oreillette et du ventricule droits (1).

Ces faits sont péremptoires.

M. Tessier cite des observations empruntées à divers auteurs, invoque le témoignage d'un médecin italien (2), pour établir qu'une veine enflammée est oblitérée aux limites du foyer de la phlegmasie; mais personne ne conteste qu'il puisse en être ainsi, qu'il en soit souvent ainsi, et il n'est pas nécessaire de franchir les Alpes pour convaincre à cet égard même M. Blandin. Ce qu'il aurait fallu prouver, c'est que les veines sont *toujours* oblitérées:

---

(1) Ribes, mémoire cité; *Revue médicale*, 1825, t. III, p. 17, obs. 1.

(2) Tessier, *De l'Oblitération des veines enflammées aux limites du foyer de la phlegmasie*, in *Gazette médicale*, 1842, p. 809.

cette preuve, M. Tessier ne l'a pas faite, et il ne la fera pas.

Pour un grand nombre de faits, M. Tessier s'est ménagé plusieurs moyens dilatoires.

Que l'infection purulente se montre chez un amputé, et qu'à l'autopsie on trouve une inflammation des veines du moignon, M. Tessier répond : la phlébite est consécutive ; il existait une fièvre purulente avant le développement de l'inflammation veineuse.

Que chez un amputé, ou une femme nouvellement accouchée, on trouve une phlébite sans adhérence, M. Tessier répond : la phlébite n'est constamment adhésive que lorsqu'elle est primitive, simple, antérieure à toute altération du sang ; réponse qui rappelle un peu ces homœopathes auxquels *aucune maladie* ne résiste, excepté, disent-ils, les *maladies aiguës*.

Mais que répondrait M. Tessier aux faits rapportés par Hunter, MM. Bouillaud et Laborie ? Ici, c'est une phlébite traumatique, produite par l'opération de la saignée ; c'est une phlébite primitive, simple, et cependant il n'existe pas d'adhérences ! Il n'y a pas de collection purulente antécédente, pour attribuer les abcès du poumon à la résorption purulente ! Est-ce que M. Tessier expliquerait, par hasard, la phlébite non adhésive et les abcès pulmonaires par la fièvre purulente ?

Une fièvre purulente déterminée par une saignée, et altérant le sang avant que l'inflammation se soit développée dans le lieu même où la cause a exercé son action !

M. Tessier possède un grand talent de discussion, et sait allier une logique sévère à un style incisif et spirituel ; il conserve souvent l'avantage sur certains points de forme ; il fait ressortir avec justesse quelques contradictions placées entre Dance et M. Cruveilhier (1), partisans tous deux de la même doctrine ; il retourne contre M. Blandin un fait douteux ; tire parti avec esprit des armes que lui fournissent ses adversaires (2) : mais contre des faits pareils à ceux qu'on vient de lire, M. Tessier ne peut rien, et il est pénible de le voir entraîné à dire que Hunter en a imposé ou qu'il ne savait pas reconnaître le pus.

« Est-ce là un fait constaté ? » s'écrie M. Tessier, en parlant de l'observation de Hunter, rapportée plus haut : « la veine, dit Hunter, avait suppuré ; mais a-t-il trouvé du pus, oui ou non ? S'il en a trouvé, il peut donc se former un abcès sans adhérence, ce qui est contraire à ce qu'il vient de dire ;

---

(1) Tessier, mémoire cité ; *l'Expérience*, t. II, p. 2 et suiv.

(2) Tessier, *Lettre sur quelques points du mécanisme de l'infection purulente*, in *Gazette médicale*, 1842, p. 385.

s'il n'en a pas trouvé, comment peut-il affirmer que la veine a suppuré? »

Un homme qui ne le cède à personne pour la logique, M. Malgaigne, s'est chargé de répondre à cette étrange argumentation.

« Est-ce là un fait constaté? Mais M. Tessier n'a pas voulu dire, sans doute, que Hunter l'aurait inventé; seulement, il paraît croire que l'observateur s'est trompé; et de là ce dilemme : *A-t-il trouvé du pus, oui ou non?* Il est à présumer qu'il en avait trouvé, puisqu'il affirme que la veine avait suppuré, et le dernier refuge de M. Tessier est dans cet argument : *S'il en a trouvé, il peut donc se former un abcès sans adhérence, ce qui est contraire à ce qu'il vient de dire;* mais, quand Hunter aurait observé un fait contraire à ses théories, est-on en droit de conclure pour les théories contre le fait » (1)?

M. Malgaigne a raison : avec de pareilles fins de non-recevoir, il n'y a plus de démonstration possible; quant à Hunter, il n'a pas le mérite d'avoir sacrifié ses théories à l'observation, car, ainsi que je l'ai montré, et que le rappelle M. Malgaigne, Hunter déclare que, *dans beaucoup de cas,* il ne se forme pas d'adhérence.

B. *La phlébite est la seule cause possible de la*

____

(1) Malgaigne, *Journal de chirurgie*, t. i, p. 133.

pyohémie. — Pour renverser cette proposition, il suffit de produire un fait authentique, complet, d'infection purulente en l'absence de toute inflammation veineuse; or, j'ai rapporté des observations concluantes sous ce rapport (obs. 7, 8, 9), et je me contenterai d'y renvoyer les lecteurs. En établissant, d'ailleurs, que la pyohémie peut être le résultat de l'absorption du pus, je prouverai, par le fait même de cette démonstration, que la phlébite n'est pas la seule cause possible d'infection purulente.

C. *La phlébite est une des causes de la pyohémie.* — Cette proposition n'est que le corollaire de ce qui précède. Il ne s'agirait plus que d'établir la fréquence relative de cette cause, mais sur ce point les données manquent complétement. Suivant quelques auteurs, la phlébite produirait la pyohémie dans la moitié des cas.

3° *Pyohémie par lymphangite.*

M. Tessier prétend que les phénomènes anatomo-pathologiques de la lymphangite sont entièrement semblables à ceux de la phlébite, et que, par conséquent, le pus, toujours séquestré, ne peut jamais se mêler au sang. Les auteurs qui ne partagent pas les doctrines de M. Tessier assurent, au contraire, que le pus produit dans la cavité des lymphatiques par une inflammation de ces

vaisseaux peut pénétrer dans le torrent circulatoire et produire la pyohémie.

M. Tessier s'en réfère, pour la lymphangite, aux
preuves à l'aide desquelles il a établi que la phlébite est constamment adhésive. J'ai montré quelle
est la valeur de ces preuves, et je ne reviendrai
pas sur ce sujet; il me suffira de dire que MM. Breschet (1) et Lauth (2) ont démontré par des faits
que la lymphangite n'est pas toujours suivie de
l'oblitération du vaisseau. Ceci établi, il semble
naturel de conclure en faveur des adversaires de
M. Tessier. Il n'en est cependant pas tout à fait
ainsi.

« A ne considérer la question que théoriquement,
dit M. P. Bérard, on pourrait penser que la suppuration dans les lymphatiques peut conduire le pus
dans le sang, comme l'inflammation des veines.
On ne peut, en effet, affirmer *a priori* que les
ganglions mettent obstacle au passage du pus
jusque dans le canal thoracique, et d'ailleurs ce
vaisseau pourrait lui-même fournir du pus si sa
membrane interne était enflammée; mais les faits
et l'anatomie pathologique semblent s'élever contre
la théorie » (3).

---

(1) Breschet, *le Système lymphatique*, thèse de concours; Paris,
1836, p. 271.
(2) Lauth, *Essai sur les vaisseaux lymphatiques*, p. 13, sect. 2.
(3) P. Bérard, *Dict. de méd.*, art. Pus, t. XXVI, p. 480.

Ces propositions de M. P. Bérard sont parfaitement exactes si on les considère d'un certain point de vue; mais elles demandent à être développées, et je vais entrer dans quelques détails, tant pour élucider, autant qu'il me sera donné de le faire, l'étude de la pyohémie par lymphangite, que pour justifier une opinion que M. Monneret et moi avons exprimée récemment (1).

Pour composer l'article LYMPHANGITE du *Compendium*, nous avions dû rechercher, M. Monneret et moi, si l'inflammation des vaisseaux lymphatiques joue, dans le mécanisme de la pyohémie, le même rôle que la phlébite, et dans ce but nous avions analysé de nombreux faits, sans en avoir rencontré un seul qui fût affirmatif. Notre étonnement était d'autant plus grand que la supposition de M. P. Bérard était devenue pour nous une réalité, puisque nous avions rencontré des cas dans lesquels, du pus existant en grande quantité dans les vaisseaux lymphatiques et *dans le canal thoracique*, on n'avait observé ni les symptômes ni les altérations anatomiques qui caractérisent la pyohémie.

L'observation suivante offrira un exemple remarquable à l'appui de cette assertion.

---

(1) Monneret et Fleury, *Compendium*, art. LYMPHANGITE, t. V, p. 580.

Obs. XVIII.—Accouchement au terme de huit mois à la suite d'une affection caractérisée par quelques frissons, des vomissements, de la céphalalgie et des accès convulsifs suivis d'un état comateux profond. Accouchement naturel et heureux. Le lendemain, frissons et douleur hypogastrique; troisième jour, suppression des lochies, douleurs vives dans toute la cavité abdominale, vomissements, fièvre intense; quatrième jour, délire, affaissement profond, lèvres tremblottantes; mort le soir.

Autopsie. La surface interne de l'utérus est brune et superficiellement ramollie; le tissu cellulaire qui unit le péritoine au corps de l'organe, les ligaments larges, sont infiltrés de pus; la plupart des vaisseaux lymphatiques sont remplis du même liquide, et forment des gros troncs, noueux, superficiels, très-développés surtout vers les parties latérales de l'organe; leurs parois présentent des traces évidentes d'inflammation. Cette altération n'est point bornée aux lymphatiques de l'utérus; elle est étendue à la plupart de ceux de l'abdomen, qui sont gonflés et d'une couleur laiteuse; *le canal thoracique est lui-même énormément dilaté et rempli de pus en nature.* La cavité du péritoine contient une grande quantité de sérosité puriforme. *Pas d'abcès métastiques; tous les autres organes sont sains* (1).

Notre perplexité était grande, et nous étions peu édifiés, je l'avoue, par les explications que nous fournissaient, pour un fait aussi extraordinaire, MM. Cruveilhier et P. Bérard: l'un disant qu'il faut admettre « que les ganglions *empêchent ou mo-*

____

(1) Tonnellé, *des Fièvres puerpérales observées à la Maternité pendant l'année* 1829; Paris, 1830, p. 20, obs. 4.

dèrent le transport du pus dans le canal thoracique, et que, dans tous les cas, celui-ci, même enflammé, *n'en peut fournir assez* pour causer l'infection purulente (1) »; l'autre avouant simplement « que les faits obligent à renoncer au rapprochement qui semble devoir exister entre les vaisseaux lymphatiques purulents et les veines charriant du pus et infectant l'économie tout entière » (2).

Désespérant de nous éclairer par l'anatomie pathologique ou la physiologie, nous nous demandâmes si l'observation clinique ne pourrait pas nous conduire à une solution plus satisfaisante, et nous recommençâmes à analyser nos observations au point de vue de la pathologie.

En suivant cette nouvelle voie, nous reconnûmes bientôt que, comme l'avaient fait MM. Cruveilhier et P. Bérard, nous avions été chercher les faits de lymphangite là où on les rencontre le plus fréquemment, c'est-à-dire dans les relations de fièvres puerpérales épidémiques, c'est-à-dire dans une maladie où la lymphangite est toujours *compliquée,* et accompagnée d'autres altérations nombreuses; c'est-à dire, encore, dans une certaine forme seulement de fièvre puerpérale, laquelle se déve-

---

(1) P. Bérard, *Dict. de méd.*, t. xxvi, p. 481.

(2) Cruveilhier, *Anat. path. du corps humain*, pl. I, ii, iii, liv. 13, texte, p. 6.

loppe sous l'influence de circonstances spéciales,
présente des caractères qui n'appartiennent qu'à
elle, suit une marche excessivement rapide, et se
termine souvent par la mort en quelques heures,
ou même en quelques minutes : au moment de la
délivrance !

Cette découverte nous fit faire de nombreuses
réflexions. Pourquoi, dans une forme déterminée
de la fièvre puerpérale, trouve-t-on souvent du pus
dans les lymphatiques ? Pourquoi dans les lymphatiques seulement? Pourquoi la présence du pus
dans les lymphatiques est-elle manifestement soumise à des condition d'épidémie, de localité ?
Pourquoi, dans telle épidémie de fièvre puerpérale, trouve-t-on presque toujours du pus dans les
lymphatiques, dans telle autre presque jamais ?
Pourquoi, pendant la même épidémie, M. Dubois
ne rencontre-t-il presque jamais de pus à l'hôpital
des Cliniques, tandis que M. Moreau en rencontre
presque constamment à la Maternité? Voilà autant
de questions que nous ne pûmes résoudre ; mais,
laissant de côté ces considérations si graves et malheureusement insolubles, nous nous demandâmes
si ce n'était pas à la coïncidence de la fièvre puerpérale, à la marche foudroyante de cette maladie,
qu'il fallait attribuer l'absence de pyohémie, alors
que les lymphatiques renfermaient du pus. Cette
idée nous conduisit naturellement à rechercher des

exemples de lymphangite *simple*, ou tout au moins de lymphangite compliquée d'une affection dont l'influence ne fût pas prédominante.

Quelques faits cités par M. Andral (1) ne purent nous éclairer suffisamment; M. Velpeau établissait dogmatiquement l'existence de l'infection purulente par lymphangite, dans un passage que je vais reproduire, mais il ne citait pas de faits.

« Les ganglions et l'oblitération des vaisseaux lymphatiques gênent, il est vrai, l'entrée du pus dans le sang; mais ils ne l'empêchent pas absolument, et je m'étonne qu'on ait eu la pensée de contester cette assertion. Les symptômes de l'angioleucite doivent être partagés en deux groupes: l'un produit par l'inflammation, l'autre par l'*infection du sang;* les frissons, l'agitation, les nausées, l'état de la bouche, se rapportent au second. Si la maladie a duré longtemps, le sang est habituellement très-fluide, chargé de sérum, de couleur un peu rousse plutôt que franchement noire. La petite quantité de caillots qu'on remarque dans le système veineux sont diffluents et souvent mêlés de grains jaunâtres. Quand il existe des concrétions polypiformes dans le système artériel,

---

(1) Andral, *Recherches pour servir à l'histoire des mal. du système lymphatique,* in *Arch. génér. de médecine,* 1824, t. vi, p. 502; et *Précis d'anatomie pathologique;* Paris, 1829, t. ii, p. 438.

elles sont aussi plus friables que chez les sujets morts de lésions purement inflammatoires; leur homogénéité est également moindre, et on y observe fréquemment un mélange de grumeaux jaunes, bleus, noirs et roux. *Je n'y ai cependant jamais rencontré de pus reconnaissable,* pas plus dans les ventricules que dans les oreillettes, dans les oreillettes que dans les gros troncs vasculaires. Les organes parenchymateux ne sont que *très-rarement le siège d'abcès métastatiques ;* ceux que j'ai pu découvrir dans le foie et le poumon étaient plus remarquables par le nombre que par le volume. Des épanchements séro-purulents dans les plèvres et dans le péritoine, dans les articulations, des inflammations viscérales partielles, avec hépatisation et *infiltration de pus,* se voient aussi *chez beaucoup de sujets.* L'encéphale n'est presque jamais altéré » (1).

Après avoir lu cette description, nous conservions encore quelques doutes, M. Monneret et moi, lorsque le hasard nous rendit témoins du fait suivant :

Obs. XIX. — Un abcès se développe sur le cou-de-pied gauche, et s'ouvre spontanément ; quelques jours après, on remarque autour de la plaie une rougeur diffuse, qui

---

(1) Velpeau, *Mémoire sur les maladies du système lymphatique,* in *Arch. gén. de méd.,* 1835, t. viii, p. 143-320.

peu à peu gagne la face interne de la jambe et la cuisse, jusqu'au pli de l'aine.

Le 28 août 1843, dix-septième jour de la maladie, on constate l'état suivant : chaleur assez vive de la peau, pouls à 108 ; pas de céphalalgie ; un peu d'agitation et de délire pendant la nuit ; soif vive ; diarrhée et vomissements abondants ; douleur superficielle dans les régions hypogastrique et inguinale gauche, où il existe un gonflement considérable ; la jambe et la cuisse sont envahies par un érysipèle qui offre tous les caractères de l'érysipèle lymphatique.

29 août. La rougeur de la cuisse a pâli ; pouls à 120 ; la sclérotique et la partie supérieure du tronc présentent une teinte jaune très- prononcée ; nombreuses ecchymoses sur le thorax et l'abdomen ; le foie a pris un volume considérable : il s'élève jusqu'au niveau du mamelon ; pas de vomissements ni de selles ; quelques râles à la base du poumon gauche ; on constate dans l'urine la présence de la matière colorante de la bile. Le malade est saigné ; le caillot est large, couvert d'une couenne épaisse et nageant dans un sérum verdâtre.

30 août. Le délire persiste, il est loquace ; de nouvelles cordes rouges, noueuses, se sont développées sur la jambe ; les ganglions de l'aine sont fortement tuméfiés. Mort pendant la nuit.

Autopsie. Traces de péritonite ; épanchements assez abondants d'un liquide purulent dans le petit bassin ; plusieurs larges ecchymoses sous la membrane péritonéale de l'intestin grêle et du foie ; ce dernier organe est ramolli et présente la coloration que l'on observe dans le dernier degré de la cirrhose ; ecchymose à la surface de la rate et du cœur. Les vaisseaux lymphatiques du membre inférieur gauche sont distendus par du pus ; on les suit très-facilement avec le scalpel; les ganglions de l'aine sont augmentés de volume, friables, rougeâtres et infiltrés de pus. Toutes les veines du membre sont examinées jusque dans leurs plus petites divisions; elles ne présentent aucune espèce d'altération. Rien dans les viscères et les articulations.

« Cette observation, avons-nous dit alors dans le *Compendium*, juge la question. Dira-t-on que, dans ce cas, il n'y a pas eu infection purulente, puisqu'on n'a pas trouvé d'abcès dans les organes ? Si l'on regarde cette altération comme la seule preuve de l'infection purulente, il est évident qu'elle n'existait pas ici; mais alors pourquoi ces symptômes si parfaitement semblables à ceux de l'infection purulente? Nous admettrons, par conséquent, contrairement à l'opinion exprimée par M. P. Bérard, que du pus secrété par les vaisseaux lymphatiques peut se mêler au sang, et entraîner tous les accidents de la maladie que l'on désigne sous le nom d'*infection purulente* » (1).

Eh bien! je l'avoue, si je ne possédais, pour établir, dans ce travail, l'existence de la pyohémie par lymphangite, que le fait sur lequel M. Monneret et moi nous sommes appuyés pour l'admettre dans le *Compendium*, je balancerais peut-être. L'observation convaincante que je dois à

____

(1) Monneret et Fleury, *Compendium*, t. v, p. 580.

l'amitié de M. Jobert, et que j'ai rapportée plus
haut (obs. 10), me permet aujourd'hui de me prononcer avec plus de certitude et de répéter que :
dans des cas extrêmement rares, du pus secrété
dans les vaisseaux lymphatiques se mêle au sang,
et entraîne tous les accidents de la pyohémie.

4° Pyohémie dans laquelle le pus est introduit dans
le torrent circulatoire par absorption.

Lorsqu'il existe du pus dans le sang, en l'absence
de toute inflammation veineuse, par quel mécanisme ce pus a-t-il été introduit dans le torrent
circulatoire ?

A cette question, quelques pathologistes, parmi
lesquels il faut citer MM. Cruveilhier, Blandin et
P. Bérard, répondent par une fin de non-recevoir,
en disant : Toutes les fois qu'il y a du pus dans le
sang, il y a phlébite.

Je ne discuterai pas cette proposition, puisque
j'ai positivement établi, dans le deuxième paragraphe de ce travail, que du pus peut exister dans le
sang en l'absence de toute inflammation veineuse
(voy. p. 49-53).

Mais, ajoutent ces mêmes pathologistes, *s'il*
n'existait pas une phlébite, il faudrait l'inventer; car
comment, en son absence, expliquer la présence
du pus dans le sang ?

Trois réponses ont été faites à cette objection :
le pus, ont dit les uns, a été introduit en nature par
une aspiration exercée par des orifices veineux
béants ; le pus, ont dit les autres, a été absorbé ;
le pus, dit M. Tessier, s'est formé de toutes pièces
dans le sang. Je vais résumer et discuter les différents arguments qui ont été mis en avant pour ou
contre les deux premières de ces propositions ; un
chapitre spécial sera consacré à la troisième.

Aspiration, attraction veineuses. — *Le pus est introduit en nature par l'aspiration :* Maréchal, le
premier, a proposé cette explication.

« Quand plusieurs veines ont été largement ouvertes ou coupées tout à fait en travers, dit Maréchal, leurs extrémités béantes à la surface des
plaies, où se produit et où séjourne le pus, doivent se charger de ce liquide avec d'autant plus
de facilité que, par l'effet des mouvements de dilatation de la poitrine, il existe, ainsi que l'ont
démontré les expériences de M. Barry, dans les
principaux troncs du système veineux, *et jusque
dans les veines des membres,* un mouvement d'aspiration, lequel, dans l'état naturel, facilite singulièrement le cours du sang veineux ; lequel
dans les expériences, produit l'ascension d'un liquide coloré dans un tube placé à l'une des veines,
et le passage de ce liquide dans le torrent de la
circulation ; lequel, enfin, dans les circonstances

dont nous parlons, doit produire le même effet sur le pus, au milieu duquel baigne l'extrémité tronquée de la veine » (1).

« Mais, répond M. Cruveilhier, l'attraction veineuse n'a lieu que pendant les premières heures de la solution de continuité; au bout de ce temps, il se forme un caillot obturateur, et l'aspiration par l'orifice du vaisseau divisé n'est plus possible » (2).

Ici encore, M. Cruveilhier établit comme un fait constant la formation d'un caillot obturateur; or, nous savons qu'elle est contestée. « D'ailleurs, disent MM. A. Bérard et Denonvilliers, le caillot qui s'est formé dans la cavité de la veine peut être détaché, fondu, lorsque la suppuration s'établit, et alors rien ne s'oppose plus à l'introduction du pus dans le système veineux (3).

M. Blandin oppose à la théorie de l'aspiration une objection que renversent les lois de la physique:

« Le vide dont parle Maréchal *se faisant surtout sentir dans les gros troncs*, dit M. Blandin, ce sont ceux-ci qui devraient contenir le pus le plus

---

(1) Maréchal, thèse citée, p. 26.

(2) Cruveilhier, *Anat. path. du corps humain*, pl. I, II, III, liv. 10, texte, p. 9.

(3) A. Bérard et Denonvilliers, ouvr. cité, p. 384.

ordinairement ; or, l'observation prouve le contraire » (1).

Je n'ai pas besoin de rappeler la loi bien connue, d'hydrostatique, qui prouve que le calibre seul du tube ne peut exercer aucune influence sur l'aspiration, lorsque l'expérience est faite sur deux vaisseaux placés à égale distance du cœur.

Enfin, M. P. Bérard prétend que l'aspiration n'a lieu que dans les veines qui avoisinent la poitrine (2). Cette objection, fournie par les expériences de M. Poiseuille (3), doit être admise.

Le pus est introduit dans le torrent de la circulation par une absorption veineuse ou lymphatique.

Je ne balance pas à le reconnaître : des preuves expérimentales ne peuvent être fournies à l'appui de cette théorie ; mais je vais montrer, cependant, qu'il n'est plus possible aujourd'hui de révoquer en doute l'existence de cette cause de pyohémie.

Les partisans de l'absorption se sont appuyés sur les considérations suivantes :

« 1° La suppuration se supprime à la surface des plaies ; le pus cesse de se porter au dehors ; donc il se porte au dedans.

« 2° Comment soutenir que le pus n'a pas été

---

(1) Blandin, *Dict. de méd. et de chir. prat.*, t. II, p. 221.
(2) P. Bérard, *Dict. de méd.*, t. XXVI, p. 479.
(3) Poiseuille, *Journ. hebdomad.*, 1831, t. III, p. 293-300.

absorbé en nature, quand il offre les mêmes caractères dans les caillots du cœur que près de la plaie, dans la veine cave que dans les veines du membre?

« 3° Pourquoi, si le pus n'était pas absorbé en nature, les symptômes généraux se manifesteraient-ils, dès le début, avant la formation des abcès métastatiques?

« 4° Les abcès métastatiques ne se forment jamais sur les malades qui succombent avant l'établissement de la suppuration. »

Je ferai bon marché de ces arguments, dont on a contesté avec raison la justesse et la valeur.

L'état anatomo-pathologique des solides au milieu desquels existent les collections purulentes, dont la présence constitue l'un des meilleurs caractères de la pyohémie, a été également invoqué par les adversaires et par les partisans de l'absorption.

« Les parois des abcès métastatiques, disent les premiers, présentent *constamment* des traces d'inflammation locale; donc le pus n'a pas été déposé par l'absorption. »

J'ai montré (voy. p. 64-70) que la prémisse est inexacte; mais, en l'admettant, la conséquence n'en reste pas moins fausse. En effet, du pus peut être introduit par absorption dans la veine fémorale, arriver dans le tissu pulmonaire, et là, dé-

terminer, par sa présence, des inflammations circonscrites, comme le font les fameux globules
mercuriels de M. Cruveilhier. Dans ce cas, la phlegmasie locale est consécutive ; elle peut avoir produit une partie du pus contenu dans la cavité,
mais elle ne prouve nullement que du pus n'a pas
été primitivement introduit par absorption dans
le torrent circulatoire.

« Souvent, disent les seconds, les parois des abcès métastatiques ne présentent aucune trace de
phlegmasie locale ; donc le pus est déposé par
l'absorption. »

Ici la prémisse est exacte, mais la conséquence
est encore fausse ; car du pus, produit par une inflammation de la veine fémorale, peut se réunir en
foyer dans le poumon ; et l'absence de la pneumonie lobulaire ou vésiculaire, de la phlébite capillaire, ne prouve nullement que la présence du pus
dans le sang soit due à l'absorption.

L'existence d'une phlegmasie locale ne peut jamais servir à élucider la question ; encore moins
peut-elle la décider.

L'absence de toute phlegmasie locale a une certaine valeur, à la condition qu'il n'existe aucune
trace de phlébite, de cardite, d'artérite ou de lymphangite, dans un point quelconque de l'économie : alors, en effet, la présence du pus ne peut
s'expliquer que par le fait de l'absorption ou de

la génération spontanée (*fièvre purulente*), et comme MM. Cruveilhier, Blandin, P. Bérard, etc., n'admettent pas cette dernière, il ne reste, pour eux-mêmes, que l'absorption. C'est sous ce point de vue que l'observation 9 (voy. p. 52), empruntée à M. Velpeau, doit être convaincante pour les pathologistes qui n'admettent comme cause possible de la pyohémie que la phlébite.

« Mais, dit M. P. Bérard, l'absorption, comme tous les autres phénomènes qui s'accomplissent dans les êtres organisés, *peut être soumise à quelques variations dans son activité;* mais ces variations sont renfermées *dans de certaines limites,* et elles ne vont jamais au point que le phénomène se suspende complétement. Or, s'il est certain que l'introduction du pus en nature dans le sang, par le fait de la phlébite, fait naître l'ensemble de symptômes qui décèlent l'infection purulente, il est certain également que, si le pus pouvait être absorbé en nature, on verrait se développer ces accidents de l'infection purulente chez *tous* les individus qui ont quelques surfaces en suppuration, et par conséquent en contact avec le pus » (1).

Mais, mieux qu'un autre, M. P. Bérard sait que les limites dans lesquelles sont renfermées les variations d'activité de l'absorption sont fort éten-

---

(1) P. Bérard, *Dict. de méd.,* t. xxvi, p. 478.

dues : si, jusqu'à un certain degré d'activité, les matériaux liquides du pus sont seuls absorbés, un degré plus élevé ne peut-il pas produire l'absorption des matériaux solides? Connaît-on rigoureusement, toute l'étendue des modifications que peuvent imprimer, à l'absorption, les nombreuses conditions physiologiques et pathologiques dans lesquelles l'économie peut être placée?

« Mais, dit-on encore, certains abcès froids sont résorbés sans qu'il en résulte le moindre dommage pour l'économie; pourquoi l'absorption opérée sur une surface libre serait-elle plus fâcheuse? »

L'influence exercée sur le pus, dans le second cas, par l'air atmosphérique normal ou vicié, par la putréfaction, rend parfaitement compte de cette différence d'action. M. Andral a montré «que l'influence exercée par le pus sur le sang est loin d'être la même suivant que le pus est frais, ou qu'il est sorti depuis assez longtemps du corps pour s'être putréfié. Le pus frais n'a pas d'action; le pus qui s'est putréfié agit sur le sang comme agirait l'ammoniaque : il détruit à la fois les globules et la fibrine » (1).

« Mais j'entends dire, reprend M. P. Bérard, que l'infection purulente se développe chez ceux qui absorbent un pus fétide, et non chez ceux dont le

____

(1) Andral, *Essai d'hématologie*, p. 119, 120.

pus n'a pas éprouvé d'altération avant d'être résorbé. C'est là un bien pitoyable argument : allez dans les salles de chirurgie de nos hôpitaux, vous y trouverez une foule de malheureux qui portent d'énormes foyers où le pus séjourne, s'altère et prend une fétidité repoussante. Les sujets dont je parle n'offrent, cependant, ni les accidents caractéristiques de l'infection purulente, ni les abcès métastatiques. Ils sont en proie à une autre forme d'intoxication que celle qui résulte de la présence du pus en nature dans le sang. Ils sont empoisonnés par le fait de la résorption des principes putrides solubles, qui existent dans le pus fétide. Ils sont atteints *d'infection putride* et non *d'infection purulente* » (1).

La distinction établie par M. P. Bérard entre l'*infection putride* et l'*infection purulente* est fort utile, et l'on verra bientôt qu'une large place lui est accordée dans ce travail; mais on ne peut rien en conclure contre la résorption purulente. Si la partie liquide d'un pus fétide est seule absorbée, c'est l'infection putride qui se produit; si l'absorption porte sur les deux éléments du pus, c'est l'infection purulente qui se développe. Je reviendrai sur ces considérations fort importantes pour la pathogénie.

---

(1) P. Bérard, *Dict. de méd.*, t. xxvi, p. 478, 479.

Une seule objection sérieuse a été adressée à la théorie de la résorption purulente ; la voici :

« Les dimensions des globules du pus sont telles, dit M. P. Bérard, qu'il faudrait être stupide pour supposer que ces globules puissent pénétrer au travers des parois vasculaires. D'une autre part, ces globules sont difficilement décomposables, et résistent, *pendant un temps fort long*, à la décomposition putride (1).

Mais, d'abord, quelle est la durée exacte de ce temps fort long ? M. P. Bérard a laissé séjourner dans un verre du pus fétide étendu d'eau ; il a examiné ce pus au bout de trois semaines ; les globules *étaient encore apparents* (2). Mais ces globules encore apparents, quelles altérations de forme, de volume, avaient-ils subies ? Passons cependant sur ces détails, et tenons-nous en au fait principal. *Les globules purulents ont un volume trop considérable pour pouvoir pénétrer dans les vaisseaux.* Cette assertion est exacte, personne ne peut la nier, et si, au moment où j'écris ces lignes, il me fallait absolument, pour établir l'absorption *du pus en nature*, admettre le passage des *globules purulents*, je me rangerais parmi les adversaires de l'absorption purulente.

---

(1) P. Bérard, *Dict. de méd.*, t. XXVI, p. 470.
(2) P. Bérard, ibid., p. 418.

Mais deux faits , observés par M. P. Bérard lui-même (1), et un fait beaucoup plus concluant que m'a communiqué M. Gavarret, donnent aujourd'hui un aspect tout nouveau à la question.

En effet, une inflammation de la plèvre détermine un épanchement purulent considérable; on pratique l'opération de la thoracentèse : le pus qui s'écoule est examiné par M. Gavarret, qui n'y découvre *pas un seul globule*, mais seulement *des granules*, dont le diamètre n'est que de $1/500$ à $1/600$ de millimètre. Le lendemain, une nouvelle quantité de pus est retirée de la poitrine et soumise à l'examen microscopique : le pus offre alors sa composition ordinaire, sans que d'ailleurs son aspect physique de la veille fût modifié le moins du monde. La présence des globules est constatée, depuis ce jour, dans tous les examens microscopiques ultérieurs.

Ces faits ont une immense portée , et il est étonnant que M. P. Bérard, qui avait observé les deux premiers, n'en ait point pressenti toute la valeur. En les rapprochant de certaines observations, dont je m'occuperai tout à l'heure, on en déduit d'importantes considérations relatives à la pyogénie et à la pathogénie de l'infection purulente ; en ne les envisageant qu'au point de vue de la question

____

(1) P. Bérard, loc. cit., p. 467-468.

dont je m'occupe en ce moment, on doit en tirer les conclusions suivantes :

1° L'élément globuleux n'est point la condition nécessaire de l'existence du pus ;

2° Les éléments séreux et granuleux suffisent pour constituer un véritable pus, c'est-à-dire un pus produit par une véritable et incontestable inflammation ;

3° Les granules purulents ont un volume qui permet à l'absorption de les introduire dans le torrent circulatoire ; car les globules de graisse, que MM. Delafond et Gruby ont vu passer à travers les villosités intestinales, ont le même volume ;

4° Les granules, après leur introduction dans le torrent circulatoire, peuvent se réunir, s'agglomérer entre eux de manière à former des globules dans l'intérieur des vaisseaux, comme ils en auraient formé, s'ils fussent restés dans le lieu où ils avaient été primitivement produits.

Rien de plus simple, dans ces conditions nouvelles, que la théorie de l'absorption purulente, si l'on parvient toutefois à prouver qu'une dernière objection posée par MM. A. Bérard et Denonvilliers n'est point sérieuse.

« Les recherches récentes sur l'absorption ont montré, disent ces auteurs, que les porosités par lesquelles pénètrent, au moyen de l'imbibition, certaines substances absorbées, admettent les liquides et quelques-unes des substances tenues en dissolution dans ces liquides, mais ne se laissent point traverser par les corps tenus en suspension » (1). Il suffira, pour renverser cette assertion, de rappeler que la graisse ne passe jamais du tube intestinal dans les chylifères qu'à l'état d'émulsion, c'est-à-dire de suspension, dans un liquide alcalin (2) : donc, dans certaines conditions, l'absorption s'opère sur des corps tenus en suspension; donc elle peut introduire dans le torrent circulatoire les granules purulents tenus en suspension dans la sérosité alcaline au milieu de laquelle ils nagent. Tout ce qui précède s'applique également à l'absorption veineuse et à l'absorption lymphatique.

5° *Pyohémie par génération spontanée du pus*
(diathèse, fièvre purulente).

L'idée que du pus peut se former de toutes pièces dans le sang n'est pas neuve : Quesnay croyait que la *coëne* du sang était le signe ou l'effet d'une *suppuration particulière;* Sauvages établit que, dans les maladies inflammatoires simples, il se forme ordinairement une *coëne* sur le sang;

---

(1) A. Bérard et Denonvilliers., loc. cit., p. 383, 384.
(2) Delafond et Gruby, *Comptes rendus de l'Académie des sciences,* t. xvi, p. 1194 et suiv.

« *or,* dit-il, *ce qui produit la coëne pourrait fort bien produire du pus.* » De Haen, après avoir cité ce passage, ajoute que ses expériences sur le sang l'ont conduit vers cette opinion (1).

Dans sa *Clinique médicale,* M. Andral écrivait le passage suivant : « Peut-être l'époque n'est-elle pas éloignée où l'on reviendra à cette idée de de Haen, qui admettait que, dans certaines circonstances, du pus peut se former de toutes pièces dans le sang, comme on voit s'y former l'urée dans l'état physiologique. »

Cette proposition, émise par M. Andral sous forme d'hypothèse, de supposition, a été, dans ces derniers temps, transformée en axiome par M. Tessier; et, comme ce dernier observateur est aujourd'hui le principal représentant de la théorie de la génération spontanée du pus, ce sont ses travaux que je vais analyser.

« *J'entends par diathèse purulente,* dit M. Tessier, *une modification de l'organisme caractérisée par la tendance à la production du pus, dans les solides et dans les liquides coagulables de l'économie* » (2).

Quelle est la nature de cette *modification de l'organisme ?* M. Tessier déclare qu'il l'ignore complétement; cette *tendance à la production du pus* fa-

<hr>

(1) De Haen, *Ratio medendi ;* Paris, 1761, t. i, p. 110.

(2) Tessier, *De la Diathèse purulente,* in *l'Expérience,* t. ii, p. 81.

vorise-t-elle simplement la formation du pus, dans les cas où ce liquide est produit sous l'influence d'une autre cause, ou bien produit-elle par elle-même le pus? M. Tessier ne s'explique point catégoriquement à cet égard; mais nous verrons que la pensée de M. Tessier est évidemment celle qu'exprime la seconde partie de la proposition ci-dessus. *Quels sont les éléments organiques qui se transforment en pus?* Est-ce la sérosité ou la fibrine du sang? Sont-ce les globules sanguins? M. Tessier l'ignore, et ne s'en préoccupe point; il reconnaît seulement, avec la plupart des pathologistes, que les globules sanguins ne peuvent pas se transformer en globules de pus.

Pour établir l'existence de la *diathèse* ou *fièvre purulente*, M. Tessier a eu recours à deux ordres de preuves : il a montré, dans un premier mémoire (1), *ce que n'est pas la fièvre purulente;* et, dans un second travail (2), *ce qu'est la fièvre purulente.*

La fièvre purulente n'est ni une phlébite, ni une absorption purulente : voilà *ce qu'elle n'est pas,* suivant M. Tessier. Je n'ai plus besoin de réfuter cette première assertion: j'ai démontré que la fièvre

____

(1) Tessier, *Exposé et examen critique de la phlébite et de la résorption purulente,* in *l'Expérience,* t. II, p. 1.

(2) Tessier, *De la Diathèse purulente,* in *l'Expérience,* t. II, p. 81.

purulente, si c'est là le nom que M. Tessier veut donner à la pyohémie, peut être une phlébite ou une absorption purulente. Voyons si elle peut être autre chose.

Ce qu'est la fièvre purulente : M. Tessier va nous le dire.

« Lorsqu'on voit un malade dans un état de faiblesse et d'indifférence complète, accusant à peine quelques douleurs vagues ou fixes ; s'il s'amoindrit visiblement, s'il change promptement de figure, et que la peau de sa face, comme celle de son corps, perde en partie non-seulement sa transparence, mais sa coloration naturelle, pour devenir mate, sale, et quelquefois ictérique ; si ses traits ne s'harmonisent plus, et produisent, par leur désaccord, l'expression de l'anéantissement ; si des frissons habituels et intermittents viennent agiter convulsivement ce corps terne et livide, et font place à des sueurs froides répandues à la surface d'une peau sans élasticité, et sous laquelle le pouls frémit plutôt qu'il ne bat : *en quelque circonstance que ce soit,* au début, dans le cours, à la fin d'une maladie, à la suite de blessure, à la suite de couches, *on peut affirmer qu'il y a fièvre purulente* » (1).

Tout est dans tout, a dit Jacotot, et M. Tessier

----

(1) Tessier, mém. cité ; *l'Expérience*, t. ii, p. 81.

accuse Dance d'avoir fait du roman! Je ne veux pas commenter les paroles que l'on vient de lire ; je suis certain qu'au lit de ses malades, M. Tessier fait reposer son diagnostic sur des bases plus solides.

Après avoir décrit dogmatiquement ce qu'est la fièvre purulente, M. Tessier nous le montre cliniquement : il est indispensable de le suivre sur ce nouveau terrain.

« Le troisième degré de la pneumonie *peut survenir rapidement* dans quelques circonstances, surtout pendant l'état puerpéral. M. Chomel a cité, à sa clinique, l'exemple d'une dame qui accoucha fort heureusement. Dès le lendemain, elle éprouva un simple malaise, qui fut d'ailleurs si léger qu'il n'excita pas même l'attention de l'accoucheur, praticien très-expérimenté. M. Chomel, ayant visité cette dame dans la journée, trouva de la matité et de la respiration bronchique dans tout un côté de la poitrine. Douze heures après, la malade avait cessé de vivre. L'autopsie fit découvrir une hépatisation rouge et grise du poumon. »

Premier exemple de fièvre purulente offert par M. Tessier. Une phlegmasie qui, sous l'empire de certaines circonstances particulières, parvient rapidement au degré de suppuration, est une fièvre purulente! Et si l'on ne rencontre point, dans les auteurs, d'observations portant le titre de *fièvre purulente,* c'est parce que, quand la fluxion affecte un seul organe, on la désigne sous le nom d'inflammation d'un organe (1).

M. Tessier cite ensuite, comme des exemples de fièvre purulente, des faits dans lesquels des phénomènes morbides, variables, ont succédé à des amputations, à des phlébites, à des abcès ouverts, à des plaies, à des piqûres venimeuses, à la morve (2).

De ces faits M. Tessier conclut que la diathèse purulente se manifeste tantôt comme complication, tantôt comme secondaire, tantôt comme crise d'une affection primitive, qui peut être la maladie que l'on voudra, voire même la coqueluche (3)!

En ne s'attachant qu'au côté pathogénique de la question, il est évident que les mots *diathèse purulente* et *fièvre purulente,* employés par M. Tessier tantôt comme synonymes, tantôt comme des expressions ayant un sens distinct, que ces mots ne peuvent être compris que de trois manières:

1° La *diathèse* purulente est une modification inconnue de l'économie sous l'influence de laquelle, une phlegmasie locale étant produite par

____

(1) Tessier, *l'Expérience,* t. ii, p. 316.
(2) Tessier, mém. cité, obs. 1, 2, 12, 4, 5, 7, 11; 6, 8, 12, 14, 15, 20, 22.
(3) Tessier, *l'Expérience,* t. ii, p. 313.

une cause occasionnelle, cette phlegmasie a de la
tendance à se terminer rapidement par suppuration.

Mais qui ne voit que la diathèse purulente n'est
alors qu'une manière d'être spéciale de la phlegmasie ? Quelles limites assigner à cette diathèse ?
Toutes les fois qu'une phlegmasie se termine
par suppuration, est-ce en vertu de la diathèse
purulente ? Alors il faut établir une diathèse ré-
solutive, une diathèse adhésive, une diathèse pour
chacun des modes de terminaison de l'inflammation ! Que deviennent toutes les circonstances anatomiques, étiologiques, qui favorisent la suppuration ? Quelle est leur part dans l'existence de la
diathèse purulente ? Il ne me semble pas possible
d'admettre que ce soit là le sens pathogénique que
M. Tessier ait voulu attacher à la dénomination de
diathèse purulente.

2° La *diathèse* purulente est une modification
inconnue de l'économie en vertu de laquelle, du
pus ayant été produit dans un point par une
phlegmasie locale, du pus se forme ailleurs, indépendamment de toute phlegmasie nouvelle,
et uniquement parce que *le pus engendre le pus.*

Entendue de cette seconde manière, l'existence
de la diathèse purulente n'est pas soutenable. Quel
est l'observateur qui voudrait attribuer à une modification inconnue de l'économie un abcès, dit

métastatique, dont la présence peut être raisonna-
blement rattachée à une phlébite ou à un phénomène de résorption? Quel est l'observateur qui
voudrait dire avec M. Récamier « que toute phlegmasie primitive qui passe à la suppuration est une
*pustule génératrice d'une autre phlegmasie suppu-
rante!* »

3° La fièvre purulente est une altération générale
inconnue, en vertu de laquelle du pus se forme
dans les solides et dans les liquides coagulables de
l'économie, en l'absence de toute phlegmasie locale
primitive.

Dans ces termes, la question a un sens bien déterminé : que M. Tessier me démontre, par des
faits bien observés, complets, réunissant toutes
les qualités exigibles, l'existence d'une fièvre purulente *spontanée, idiopathique* (1); l'existence d'une
pyohémie développée en l'absence de toute phlegmasie locale primitive ; qu'il me fournisse cette
preuve, et je me rends; mais en vérité, avant de con-
sentir à renverser une des notions les plus solidement
établies de la pathologie moderne, est-ce se montrer trop exigeant que de demander aux faits un
commencement de preuve?

Or, voici l'observation sur laquelle s'appuie
M. Tessier.

―――――

(1) Tessier, *l'Expérience*, t. ii, p. 316.

Obs. XX. —Une femme est apportée *mourante* à l'hôpital de la Pitié, dans le service de M. Rostan : elle meurt deux jours après, sans que l'on ait pu reconnaître la nature de sa maladie.

Autopsie. « Les sinus de la dure-mère sont remplis d'un liquide d'un rose terne, dans lequel nagent des flocons grisâtres et friables ; les parois des sinus sont partout lisses et pâles. Toutes les veines qui passent dans la pie-mère renferment la même matière dans certains points, et dans d'autres une matière d'un gris jaunâtre et qui est du véritable pus. Toutes les veines cérébrales renferment le même liquide que les sinus de la dure-mère. *Les veines ne présentent du reste ni rougeur, ni aucune altération de leurs parois.*

« Le cœur est excessivement distendu, surtout dans ses cavités droites. Incisé, il laisse échapper des deux ventricules, et surtout du droit, une quantité énorme d'un liquide couleur lie de vin, au milieu duquel nagent des caillots peu consistants, de même couleur, et de plus des flocons excessivement nombreux, d'un jaune sale, friables, présentant toutes les apparences du pus à moitié concret, et semblables à ces flocons, à ces masses purulentes que l'on rencontre après la péritonite. Dans l'oreillette gauche il existe un de ces flocons du volume d'une grosse noix, entièrement libre, et nageant au milieu du sang altéré. Nulle part ces masses purulentes n'adhèrent aux parois des vaisseaux du cœur, dont la surface intérieure est examinée avec le plus grand soin. *La membrane interne qui les revêt est lavée à grande eau ; partout elle est pâle ; partout elle présente sa consistance et son épaisseur naturelle. Nulle part on ne peut découvrir les traces d'une phlegmasie.*

« L'artère, les veines pulmonaires, jusque dans leurs dernières divisions, contiennent le même liquide ; partout elles offrent la même intégrité de leurs parois. Les deux veines caves sont dans le même état. L'aorte, suivie dans tout son trajet, renferme aussi ce liquide de couleur lie de vin, et ces flocons purulents observés dans les autres parties du système circulatoire. Du reste, la surface interne de l'artère est parfaitement intacte. Les veines jugulaires et les artères carotides présentent les mêmes lésions. Les artères et les veines mésentériques sont remplies par le mélange de pus et de sang rencontré dans les autres portions du système circulatoire. En examinant leurs parois, même dans les ramifications très-petites, il est impossible de retrouver aucune trace d'inflammation. Nulle part on ne trouve d'épaississement des parois, ou ces pseudomembranes adhérentes qui révèlent un travail phlegmasique. La veine porte, les veines hépatiques, sont exactement dans le même état que les autres portions du système circulatoire. Les vaiseaux spléniques renferment aussi ce liquide couleur lie de vin et ces flocons purulents déjà mentionnés. Du reste, leur surface interne est parfaitement intacte.

«Les artères et les veines des membres ont été disséquées; partout on a rencontré la même altération du liquide qu'elles contenaient; plusieurs vaisseaux collatéraux des doigts ont été ouverts, et l'altération du sang existait là comme partout ailleurs.

« Dans aucun point on n'a trouvé de traces d'inflammation, soit dans les artères, soit dans les veines; tous les vaisseaux ont été incisés, leur face interne a été lavée et examinée avec le plus grand soin, et partout elle était intacte. Sous ce point de vue, on peut affirmer que les recherches les plus minutieuses ont été faites, que tous les vaisseaux des membres, les sinus de la dure-mère, les artères cérébrales un peu volumineuses, les vaisseaux du col tant artériels que veineux, ceux des grandes cavités, ont été non-seulement ouverts, mais encore débarrassés, par simple lavage, de la matière sanieuse qu'ils renfermaient. Dans aucun de ces vaisseaux, non plus que dans le cœur lui-même, on n'a même pu constater la rougeur, signe si équivoque par lui-même, et qui, isolé de toute autre altération, n'explique rien quant à la phlegmasie des vaisseaux. Combien, à plus forte raison, a-t-il été impossible de rencontrer, sur aucune veine, ou sur aucune artère, ces pseudomembranes adhérentes, cet épaississement, cet endurcissement des parois artérielles ou veineuses, cette injection des *vasa vasorum*, caractères auxquels tout le monde reconnaît une phlegmasie de ces vaisseaux! On peut donc affirmer que cette suppuration si abondante ne prenait son origine ni dans une phlébite, ni dans une artérite. On peut affirmer, aussi, que le point de départ n'était pas une phlébite utérine d'ancienne date, car cette phlébite aurait nécessairement laissé des traces reconnaissables. »

« Existait-il quelque foyer purulent dans le sein duquel les veines pussent exercer leur action absorbante? Des incisions ont été faites sur le tronc et sur les membres, et nulle part on n'a pu découvrir de traces de suppuration. A la vérité, les articulations n'ont pas été ouvertes; mais le malade, qui avait encore quelque connaissance lors de son entrée à l'hôpital, n'accusait aucune douleur dans les membres; en disséquant les principaux troncs artériels et veineux, on a mis à découvert la plupart des articulations, et rien d'insolite n'a fixé l'attention vers ces diverses régions. En supposant, d'ailleurs, que du pus ait existé dans les articulations, de deux choses l'une: ou la suppuration s'y serait formée primitivement, et aurait été ensuite résorbée et portée dans le torrent circulatoire, ou bien la suppuration des articulations n'aurait été que consécutive au voyage ou transport du pus dans toute l'économie. Or, aucun fait ne vient appuyer la première hypothèse. A-t-on vu des articulations frappées de suppuration, et la matière purulente portée ensuite dans le torrent circulatoire par une simple absorption? Pour l'admettre, il faudrait supposer que ces bouches absorbantes, destinées à servir, pour ainsi dire, de contrepoids aux bouches exhalantes qui versent la synovie à la surface des articulations, eussent absorbé le pus en nature, et que, de là, passant dans un autre ordre de vaisseaux, il eût pénétré, d'abord, dans les capillaires veineux ou lymphatiques, et de là dans tout l'arbre circulatoire. Ce fait n'aurait pas d'analogue dans la science : au contraire, rien n'est plus fréquent que de trouver du pus dans les articulations consécutivement à l'altération du sang par son mélange avec du pus. Ainsi, en donnant à l'omission commise la plus grande gravité qu'elle puisse avoir, c'est-à-dire en supposant que plusieurs articulations eussent été remplies de pus, ce fait n'expliquerait pas une altération du sang que l'analogie devrait, dans ce cas, faire regarder comme primitive» (1).

Je discuterai tout à l'heure la valeur de cette observation, mais je vais auparavant rapporter d'autres faits, qui semblent militer en faveur de la fièvre purulente.

Obs. XXI.—Un homme est apporté *mourant* à la Charité, dans un état ataxo-adynamique des plus prononcés.

Autopsie. Abcès multipliés dans le cerveau, dans les

---

(1) Duplay, *Observation d'une altération très-grande du sang*, in *Archives génér. de méd.*, 1834, t. VI, p. 223.

poumons , dans la rate, dans les veines. Le sang était partout soit complétement liquide, soit comme granulé, et semblable à une gelée de groseille peu consistante. Une certaine quantité de sang pris dans la veine crurale fut examinée au microscope. Au milieu de beaucoup de globules sanguins déformés et framboisés, on distinguait très-nettement un assez grand nombre de globules de pus. Il n'y avait d'ailleurs nulle part la moindre trace de phlébite (1).

C'est l'un de ces cas, ajoute M. Andral, que les anciens eussent désignés sous le nom de diathèse purulente. Des collections de pus dans plusieurs solides et du pus dans le sang, telles furent, en effet, les seules altérations dont on constata l'existence.

Obs. XXII. — Une femme, accouchée de la veille, est apportée *mourante* à l'hôpital; elle succombe au bout de quarante-huit heures.

Autopsie. Aucune altération des parenchymes et des vaisseaux. Le sang, examiné au microscope, présente, au milieu des globules rouges ordinaires nullement altérés, un nombre considérable de globules volumineux, incolores, frangés à la circonférence, réunis par groupe de quatre à dix, ou isolés. Le nombre considérable de ces globules empêche de croire que ce sont des globules blancs du sang (2).

---

(1) Andral, *Essai d'hématologie*, p. 113.
(2) Bouchut, *Études sur la fièvre puerpérale*, in *Gaz. méd.*, n° du 17 février 1844, p. 90.

Tels sont les trois seuls faits que l'on puisse, je crois, invoquer, avec quelque vraisemblance, en faveur de la génération spontanée du pus.

Eh bien, je n'hésite pas à le dire, ces faits n'ont aucune valeur : les trois sujets sont apportés *mourants* à l'hôpital; on n'obtient aucun renseignement; on ne sait pas un mot des symptômes antérieurs.

Il n'y avait nulle part la moindre trace de phlébite, dit M. Andral; mais n'existait-il pas, quelque part, un foyer primitif de suppuration? A cet égard nous ne savons rien. Du reste, M. Andral ne s'exprime qu'avec une extrême réserve : il nous apprend bien la manière dont les anciens auraient interprété un fait aussi incomplet dans ses antécédents, mais il ne nous dit pas son dernier mot, à lui. Je crois que nous devons au moins imiter sa prudence. En admettant que l'examen microscopique ait démontré à M. Bouchut la présence du pus dans le sang, la circonstance de l'accouchement ôte à ce fait toute la valeur pathogénique qu'on a voulu lui donner. Le pus n'a-t-il pas été pris par l'absorption sur la surface purulente de l'utérus?

Le fait rapporté par M. Duplay paraît être, à la première impression, un exemple évident de génération purulente spontanée. Là, il est difficile de croire à l'existence d'une phlébite ou d'un foyer primitif de suppuration; mais l'examen microsco-

pique du sang n'a pas été fait; et quand on pèse
mûrement les expressions employées par M. Duplay
pour décrire l'altération du sang, on demeure
bientôt convaincu que celui-ci ne contenait pas de
pus. Suivez la gradation : d'abord ce sont de simples *flocons grisâtres*, qui deviennent, dans la description, des *flocons ayant toutes les apparences du
pus à moitié concret*, pour se transformer, enfin, en
masses purulentes; et puis ensuite, le sang est *fluide*,
et la *membrane interne* de tous les vaisseaux est
pâle; elle n'a pas même été colorée en rouge par
l'imbibition cadavérique!

« A mon avis, dit M. P. Bérard, IL N'Y A PAS DE
PUS SANS INFLAMMATION » (1). Je crois qu'à moins de
vouloir renverser de fond en comble l'une des
bases actuelles de la pathologie, qu'à moins de
vouloir remettre en question les notions les plus
positives que nous possédions, il faut en effet
maintenir cette loi.

Si des observations ultérieures plus complètes,
plus probantes que celles que j'ai rapportées, venaient démontrer que du pus peut exister dans le
sang en l'absence de toute phlegmasie locale *appréciable*, c'est peut-être cette loi qui, mieux que
toute autre théorie, pourrait rendre compte des
faits de ce genre.

____

(1) P. Bérard, *Dict. de méd.*, t. XXVI, p. 467.

Pour prouver cette assertion, il me suffira de rappeler certaines découvertes microscopiques qui ont été faites par M. Vogel, M. Mandl, et par MM. Andral et Gavarret.

Après avoir enlevé l'épiderme à l'aide d'un vésicatoire, Vogel ne vit d'abord, sur la surface dénudée, qu'une sérosité claire, limpide, ne contenant aucun corpuscule microscopique; peu à peu apparurent des globules très-petits, de $\frac{1}{1000}$ de ligne de diamètre; plus tard on voit un pareil globule isolé, ou deux ou trois réunis ensemble, entourés d'un halo transparent; viennent plus tard, enfin, des corpuscules avec un centre opaque et une enveloppe transparente, ayant $\frac{3}{1000}$ de ligne de diamètre; enfin, paraissent de véritables globules de pus (1).

A peu près en même temps que Vogel, M. Mandl faisait la même découverte et la complétait sur un point. Dans la sérosité de tout épanchement produit par une inflammation, disait M. Mandl, il existe une certaine quantité de *fibrine* en dissolution; placée hors de la circulation, cette fibrine se coagule et forme des petits corpuscules, lesquels, plus tard, deviennent des globules purulents (2).

---

(1) Vogel, *Ueber Eiter und Eiterung*; Erlangen, 1838, p. 152.

(2) Mandl, *Recherches sur la nature et l'origine du pus*, in *l'Expérience*, 1838, t. ii, p. 241; et *Mémoire sur les rapports qui existent entre le sang et le pus*, in *Gazette médicale*, 1840, p. 417.

Enfin, M. Andral ayant observé, avec M. Gavarret, les mêmes phénomènes, il en a montré toute l'importance dans plusieurs passages de son *Essai d'hématologie pathologique.* Je vais rapporter textuellement les paroles de cet auteur.

« Deux éléments principaux du sang se séparent le plus ordinairement de ce liquide sous l'influence de l'inflammation : l'albumine et la fibrine. Mais, tandis que l'*albumine* dissoute dans le sérum peut se séparer de la masse du sang dans bien des circonstances morbides, qui n'ont aucune espèce de rapport avec l'inflammation, il n'en est plus de même de la *fibrine*, et celle-ci *n'abandonne le sang, dans le cas de maladie, que dans la trame ou à la surface des parties* SOLIDES *dont l'*INFLAMMATION *a modifié la texture*..... Ainsi, le travail morbide qu'on appelle une inflammation a pour effet de soustraire au sang une certaine quantité de son sérum, auquel vient s'ajouter de la fibrine; ainsi, ce travail, complétement inconnu dans sa nature, qui ne peut pas s'accomplir sans que le sang vienne à se charger d'un excès de fibrine, détermine aussi, dans les parties où il a lieu, la séparation d'une certaine quantité de ce principe... La fibrine, séparée du sang, ne tarde pas à se coaguler, et sa coagulation s'opère sous deux formes différentes. Une portion de la fibrine se coagule en fibrilles réticulées, qui, plus tard, sont susceptibles de s'organiser : ce sont ces fibrilles qui forment les adhérences, les fausses membranes, la lymphe coagulable. L'autre portion de la fibrine se coagule sous forme globulaire. Cette matière globulaire, qu'elle ait ou non une origine commune avec la précédente, constitue *toujours* un produit incapable de toute organisation, et qui ne peut rester au sein des solides sans troubler, plus ou moins fortement, toute l'économie. Il se produit alors un travail d'élimination ; les granules qui constituent la partie globulaire de la fibrine coagulée se groupent avec une certaine régularité et forment alors des globules qui ne paraissent être autre chose que des globules purulents » (1).

Les quelques lignes que l'on vient de lire ne sont peut-être rien moins que la base sur laquelle reposeront, dans un avenir prochain, la pyogénie tout entière et une grande partie de la pathogénie ! Dès aujourd'hui elles me semblent devoir être prises en sérieuse considération dans un travail consacré à l'étude de l'infection purulente, et je puis ajouter que mon opinion se présente appuyée de l'autorité de M. Gavarret.

En effet, si toute irritation sécrétoire enlève au sang une portion de fibrine, si cette fibrine peut se coaguler de manière à former des granules de

____

(1) Andral, *Essai d'hématologie pathologique*, p. 106-112.

$1/500$ à $1/600$ de millimètre de diamètre ; si ces granules doivent nécessairement être éliminés, et qu'à
cet effet ils deviennent du pus ; si tout cela est
vrai, la pathogénie de l'infection purulente est
complétement élucidée. Je tâcherai de le démontrer dans les conclusions qui termineront ce travail.

Je viens d'étudier les différents mécanismes à
l'aide desquels on a expliqué la présence du pus
dans le sang. Il me reste à dire quelques mots des
recherches qui ont été faites dans le but de déterminer la cause prochaine des symptômes et des altérations que l'on observe dans la pyohémie.

Le pus est composé de deux parties distinctes :
l'une liquide, l'autre solide ; le pus présente des caractères différents, suivant qu'il a subi l'influence
ou qu'il est resté à l'abri du contact de l'air. On a
cherché à faire la part de chacun de ces éléments
pathogéniques.

En 1834, M. Boyer (de Marseille) annonça que
les accidents de l'infection purulente ne sont produits que lorsque le pus, introduit dans le sang,
a subi le contact de l'air, et qu'ils sont spécialement dus à l'action exercée sur l'économie par
la partie soluble du pus (1). M. F. d'Arcet a repris

---

(1) Boyer, *Mémoire sur la résorption purulente*, in *Gazette médicale*, 1834, p. 193.

cette idée en 1842, et a fait des expériences fort ingénieuses, qui l'ont conduit à émettre une doctrine qui, sans doute, a besoin d'être soumise à une nouvelle expérimentation et de recevoir la sanction de l'observation clinique, mais qui, on doit le reconnaître, s'appuie dès aujourd'hui sur des faits qui la recommandent à toute l'attention des médecins. Je vais résumer, aussi fidèlement que possible, le travail de M. F. d'Arcet.

Lorsque l'on expose du pus à l'action de l'oxygène ou de l'air atmosphérique, il subit une transformation, en vertu de laquelle il se divise en deux parties, qui sont : 1° un corps insoluble, inerte, qui a perdu son volume capillaire pour en revêtir un autre qui l'exclut des dernières ramifications vasculaires ; 2° un liquide noirâtre, putride, exhalant une odeur d'une fétidité extrême.

Or, si l'on injecte dans les veines d'un chien une certaine quantité de la matière solide, l'animal, après quelques instants de syncope et d'inertie, se relève et demeure, pendant un temps plus ou moins long, dans la prostration et la faiblesse ; puis, l'abattement augmente, le pouls est vif, dur, la respiration précipitée, et, au bout d'un temps qui n'a jamais dépassé cinquante heures, l'animal périt doucement, sans diarrhée, sans vomissements, sans ballonnement du ventre, et comme succombant à une asphyxie lente et successive. A l'autopsie, le sang ne présente aucune altération appréciable ; on trouve des phlyctènes sur le poumon et des ecchymoses sous-pleurales, qui pénètrent dans le tissu pulmonaire, *et qui ont pour centre un noyau fortement hépatisé, ou un noyau purulent circonscrit, identiquement semblable aux abcès métastatiques que l'on observe chez l'homme dans l'infection purulente.*

Si, au contraire, on pratique l'injection avec la matière liquide, on observe les symptômes suivants : contraction spasmodique du diaphragme, malaise, inertie, dyspnée, abattement, excrétions involontaires de l'urine et des matières fécales ; au bout de deux heures, abattement de plus en plus marqué, pâleur de la muqueuse buccale, écoulements de mucus par les narines, œil éteint, décubitus sur le côté, selles liquides, infectes, noirâtres, poitrine douloureuse à la pression, vomissements abondants et comme convulsifs, frémissements des muscles, cris inarticulés. La mort survient quelques heures après l'opération. A l'autopsie, on trouve le sang liquide, noirâtre, avec reflets verdâtres, comme huileux ou poisseux, et contenant des grumeaux qui s'écrasent entre les doigts, sans donner la sensation de la fibrine ; les artères sont vides ainsi que la cavité gauche du cœur. Les poumons sont violets, engoués ; leur surface est couverte de petites ecchymoses sous-pleurales et intra-lobulaires, et des ecchymoses semblables existent sur la rate, le foie et les intestins. On ne rencontre *ni noyaux hépatisés, ni collections purulentes.*

Dans le premier cas, les symptômes et l'anatomie pathologique révèlent une maladie locale qui n'est accompagnée que des accidents qui appartiennent aux phlegmasies franches; dans le second, tout révèle une maladie générale qui a exercé son action sur les liquides de l'économie, et qui n'a pas déterminé de lésions profondes dans les solides.

Si l'on injecte en même temps un corps pulvérulent et du liquide provenant du pus, l'animal présente la réunion des symptômes décrits plus haut. A l'autopsie, on trouve et les altérations générales et les engorgements lobulaires, les collections purulentes du poumon.

Appliquant ces données expérimentales à l'infection purulente, M. F. d'Arcet conclut: 1° que les abcès dits métastatiques sont produits par les particules solides du pus, qui agissent là comme corps étrangers et mécaniquement; de la même manière que les globules mercuriels de M. Cruveilhier, les particules de charbon de M. Magendie, les particules d'or introduites dans le système circulatoire par M. F. d'Arcet lui-même, et toutes les particules pulvérulentes; 2° que les accidents généraux, l'altération du sang, l'intoxication, sont produits par la partie liquide du pus.

Mais la partie liquide du pus n'acquiert des propriétés délétères, toxiques, que lorsque le pus a été en contact avec l'air atmosphérique ou du gaz oxygène; dans l'infection purulente, ce contact a lieu soit à la surface d'une plaie, où le pus est ensuite absorbé, soit dans l'intérieur des organes, puisque, suivant les doctrines de Mayer, de Bonn (1), et de Magnus (2), l'oxygène que la respiration introduit dans les poumons se combine avec le sang, circule avec lui, et convertit le carbone en acide carbonique dans le sein des organes eux-mêmes (3).

Quelle est la nature du principe délétère que le contact de l'air ou de l'oxygène développe dans la partie liquide du pus? Suivant M. F. d'Arcet, ce principe est un composé organique, miasmatique, volatil, azoté, probablement analogue au ferment (4); suivant M. Bonnet, de Lyon, c'est de l'hydrosulfate d'ammoniaque (5); suivant

---

(1) Mayer, *Sur le rôle que joue l'oxygène dans la respiration*, in *Archives générales de médecine*, 1829, t. XIX, p. 577.

(2) Magnus, *Journal de chimie médicale*, 1837, t. III, p. 357.

(3) F. d'Arcet, *Recherches sur les abcès multiples et sur les accidents qu'amène la présence du pus dans le système vasculaire*; thèse de Paris, 1842, p. 21-42.

(4) D'Arcet, thèse citée, p. 29.

(5) Bonnet, *Mémoire sur la composition de l'absorption du pus*, in *Gazette médicale*, 1837, p. 593.

M. Boyer (de Marseille), c'est de l'ammoniaque (1).

Les expériences de M. d'Arcet tendent à établir deux espèces d'infection purulente, l'une produite par la partie liquide du pus, l'autre par la partie solide. Cette distinction mérite d'être méditée : on y trouvera peut-être la clef des phénomènes que l'on observe dans certains états morbides, qui ont été confondus avec la pyohémie, et qui doivent en être complétement distingués, ainsi que je le montrerai dans le paragraphe suivant. Les accidents qui accompagnent la pourriture d'hôpital, certaines fièvres puerpérales, ne sont peut-être que des *infections putrides*, produites par l'absorption de la partie liquide d'un pus vicié.

M. Andral, ainsi que je l'ai déjà dit, a vu que l'action exercée par le pus sur le sang varie suivant que le pus est frais ou putréfié : le pus frais n'a pas sur le sang d'action appréciable; le pus qui s'est putréfié agit sur le sang comme agirait l'ammoniaque, il détruit les globules et la fibrine (2).

« Ces résultats, ajoute M. Andral, doivent nous porter à penser que, dans les cas où chez l'homme malade du pus vient à circuler avec le sang, la

___

(1) Boyer, *Mémoire sur les résorptions purulentes*, in *Gazette médicale*, 1834, p. 195.

(2) Andral, *Essai d'hématologie*, p. 119, 120.

modification que ce dernier liquide pourra recevoir dans sa constitution sera variable suivant les qualités du pus qui viendra se mêler à lui : récent, il le laissera intact ; déjà ancien et altéré lui-même, le pus pourra devenir pour le sang la cause d'une perturbation telle, que la cessation rapide de la vie devra en être l'inévitable résultat. Mais il est très-remarquable que, même dans ce second cas, ce ne sont point les globules du pus qui par leur présence semblent nuire au sang ; je crois bien plutôt que ce qui alors détruit, et les globules du sang, et la fibrine, *c'est quelque chose qui n'est plus du pus*, c'est le produit ammoniacal qui s'est formé aux dépens du pus lui-même ; et si, comme on n'en peut guère douter, ce produit ammoniacal est aussi ce qu'on emporte sur la pointe d'un bistouri qu'on a plongé dans un cadavre putréfié, s'il constitue la base de ces émanations délétères qui s'échappent des corps animaux ou morts, ou entassés pendant leur vie, on comprend comment, dans ces cas en apparence si divers, le sang doit éprouver une altération identique quant à sa nature, et qui ne peut varier que quant à ses degrés, et comment aussi des symptômes de même ordre doivent résulter de causes qui paraissent si différentes » (1).

---

(1) Andral, *Essai d'hématologie*, p. 120, 121.

Je suis fort tenté de croire, avec M. Andral, que les accidents produits par la blessure des anatomistes, par l'entassement, et que bien d'autres accidents encore, sont déterminés par l'introduction dans l'économie d'un produit ammoniacal, peut-être même par l'absorption de la portion liquide d'un pus vicié ; mais je ne crois pas qu'il soit possible de soutenir que, dans cette *infection putride*, le sang subit une altération *identique* quant à sa *nature* à celle que lui imprime l'*infection purulente*. La distinction que M. Piorry, guidé par l'observation clinique, a établie depuis si longtemps entre ces deux espèces d'intoxication du sang, me semble complétement justifiée, ainsi que je le prouverai bientôt, par la symptomatologie et par l'anatomie pathologique. Les expériences de M. F. d'Arcet tendent également à la faire admettre. Cette distinction n'est-elle pas d'ailleurs implicitement reconnue par M. Andral lui-même, puisqu'il dit : « Je crois que ce qui alors détruit, et les globules du sang, et la fibrine, *c'est quelque chose qui n'est plus du pus.* » Si ce quelque chose n'est plus du *pus*, son introduction dans l'économie ne peut constituer une infection *purulente*.

Il m'importe de répéter ici que je n'entends par pyohémie que la présence dans le sang d'un véritable *pus*, c'est à-dire des deux éléments qui constituent le pus, et non de l'un d'eux seulement.

Du reste, il faut bien se le rappeler, les expériences de M. F. d'Arcet n'ont pas soulevé une question nouvelle en pathogénie : depuis Haller (1), un grand nombre d'observateurs se sont occupés des phénomènes produits par la pénétration, dans le torrent circulatoire, de matières putrides et septiques, ou de pus, et cependant aucun résultat positif n'a encore été obtenu. On ne saurait assez le répéter, on s'exposerait à de fâcheux mécomptes si l'on voulait conclure des phénomènes qui se produisent dans une expérience faite sur un animal ou dans une éprouvette, à ceux que fait naître chez l'homme le développement spontané d'un certain état morbide.

M. F. d'Arcet, en injectant séparément dans les veines d'un chien les deux éléments qui constituent le pus, obtient des résultats distincts pour chaque expérience ; mais lorsqu'il injecte simultanément les deux éléments purulents, il n'observe pas la réunion des phénomènes obtenus dans chacune des expériences précédentes, et pour produire quelque chose d'analogue à cette réunion, il est obligé d'injecter de la matière liquide d'un pus putréfié et des particules d'or (2)!

---

(1) Haller, *Éléments de physiologie*, t. III, p. 154.
(2) D'Arcet, thèse citée, p. 32.

M. Gaspard (1), MM. Trousseau et Dupuy (2), M. Boyer (3), avaient montré, bien avant M. F. d'Arcet, qu'en injectant du pus dans les veines d'un animal, on n'obtient pas constamment les symptômes et les altérations anatomiques qui caractérisent la pyohémie chez l'homme.

Du reste, M. F. d'Arcet a parfaitement exposé lui-même toutes les causes qui doivent engager les médecins à n'accorder qu'une médiocre importance aux expériences tentées sur des animaux ou dans des appareils de chimie, dans le but d'éclaircir la nature des phénomènes que l'on observe chez l'homme malade (4).

———

§ VIII.

LA PYOHÉMIE CONSIDÉRÉE COMME CAUSE DE MALADIE.

La question que je dois examiner dans ce paragraphe est complexe ; il s'agit de déterminer :

———

(1) Gaspard, *Mémoire physiologique sur les maladies purulentes et putrides*, in *Journal de physiologie*, 1822, t. II, p. 2 et suiv., obs. 1 à 10.

(2) Trousseau et Dupuy, *Expériences et obs. sur les altérations du sang*, in *Arch. gén. de méd.*, 1826, t. II, p. 373.

(3) Boyer, mémoire cité ; *Gazette médicale*, 1834, p. 194.

(4) D'Arcet, thèse citée, p. 7 et 33.

1° Si la pyohémie peut être une cause primitive ou spontanée de maladies, de même, par exemple, que l'altération du sang caractérisée par une diminution plus ou moins considérable, dans le chiffre normal des globules sanguins, donne lieu à des affections qui occupent des places distinctes dans les cadres nosologiques, et auxquelles on donne les noms de chlorose et d'anémie;

2° Si la pénétration dans l'économie de pus simple, non spécifique, peut donner lieu à des phénomènes morbides essentiellement différents de ceux qui ont été indiqués dans ce travail;

3° Si la pénétration dans l'économie d'une matière autre que du pus simple, *non spécifique,* peut produire la maladie que j'ai décrite sous le nom de pyohémie, et elle seule.

La première question revient à se demander si la pyohémie peut être primitive, spontanée, c'est-à-dire s'il existe une génération spontanée de pus dans le sang; et, comme j'ai déjà traité cette question, je pourrais me borner à y répondre par la négative; mais il sera, je crois, plus convenable de revenir sur ce point à propos des différentes maladies qui ont été attribuées à une génération spontanée de pus, à une fièvre purulente.

Si je parviens à démontrer qu'il n'existe pas de maladie dans laquelle on ne puisse rattacher la

pyohémie, lorsque celle-ci existe, à une phlegmasie locale primitive, j'aurai fourni contre l'existence de la fièvre purulente une preuve qu'il fau-
dra ajouter à celles qui ont été produites dans le
paragraphe précédent.

1° *Maladies produites par une fièvre purulente
primitive.*

Fièvre puerpérale. — On observe souvent chez
les femmes en couches des accidents qui ont
été compris sous le nom commun de *fièvre puerpérale* et rattachés à une pyohémie primitive,
à une fièvre purulente. Avant de discuter ce
point de pathogénie, il est nécessaire de montrer
quel est le sens pathologique de la dénomination
de fièvre puerpérale.

La fièvre puerpérale se présente sous trois formes principales, que les auteurs s'accordent à décrire sous les noms de formes, 1° inflammatoire,
2° adynamique, typhoïde ou putride, 3° ataxique
ou nerveuse. Ces trois formes peuvent être divi-
sées, à leur tour, en plusieurs variétés ; mais il me
suffira de tenir compte ici des caractères symptomatiques essentiels de la maladie.

Frisson initial souvent très-intense, irrégulier,
se manifestant dans les deux premiers jours, et
parfois dans les premières heures qui suivent l'ac-

couchement ; douleur abdominale variable par son intensité ; altération profonde et rapide , pâleur remarquable du visage; céphalalgie ; stupeur ; adynamie plus ou moins prononcée ; subdelirium ; rêvasseries ; sueurs ; soubrésauts de tendons; fréquence extrême du pouls ; accélération de la respiration ; sécheresse et enduits variés de la langue ; soif ; vomissements bilieux ; météorisme; diarrhée fétide ; suppression des lochies et de la sécrétion du lait : telles sont les manifestations morbides caractéristiques de la fièvre puerpérale. Que l'on imagine de nombreuses variétés dans la forme , le nombre, la succession , l'intensité, la prédominance des symptômes , et l'on aura une idée à peu près exacte de l'ensemble des phénomènes communs à toutes les épidémies de cette maladie.

L'énumération que je viens de faire suffit pour montrer qu'entre la pyohémie et la fièvre puerpérale on ne saurait établir une différence de quelque valeur, en ne tenant compte que des symptômes. Voyons si l'anatomie pathologique conduit à un autre résultat : quelques observations vont établir tout d'abord le terrain de la discussion.

Obs. XXIII. — Trois jours après un accouchement naturel et heureux, se montrent des frissons , de la céphalalgie, et des douleurs vives occupant l'hypogastre et l'aine droite. Les lochies et la sécrétion du lait s'arrêtent. Les douleurs se propagent à tout l'abdomen et deviennent intolérables ; le ventre est météorisé; le pouls est petit, intermittent; des vomissements fréquents ont lieu.

Autopsie. Dix onces environ d'un liquide séro-purulent dans la cavité abdominale ; le péritoine est presque partout recouvert par des fausses membranes plus ou moins épaisses; les différents organes du ventre sont réunis entre eux par des adhérences (1).

J'ai choisi des faits *types*, qui n'auront pas besoin d'être longuement commentés. Il est évident qu'il ne s'agit ici que d'une péritonite simple, consécutive à l'accouchement.

Obs. XXIV. —Accouchement laborieux, mais naturel. Le surlendemain, douleur dans l'hypogastre, tension du ventre, pouls faible et fréquent; nausées, vomissements, etc. Mort.

Autopsie. Le péritoine est injecté en quelques points; mais il ne présente nulle part des fausses membranes, des traces manifestes d'inflammation ; aucune adhérence entre les organes abdominaux. L'utérus n'est pas revenu sur lui-même; son tissu musculaire est noirâtre et tellement ramolli qu'il se déchire et s'écrase sous la plus légère pression du doigt (2).

Il est impossible de trouver un exemple plus tranché de métrite puerpérale simple. Dans d'au-

---

(1) Robert Lee, *Researches on the pathology and treatment of some of the most important diseases of women;* London, 1833, p. 28, obs. 1.

(2) Robert Lee, ouvrage cité, p. 42, obs. 10.

tres cas, qu'il faut rapprocher de celui-ci, on rencontre une inflammation de l'utérus et de ses annexes, sans aucune trace de phlegmasie péritonéale (1).

Obs. XXV. — Accouchement naturel. Le surlendemain, frissons, douleur abdominale, vomissements, météorisme; le troisième jour, altération de la face, pouls faible et fréquent. Mort.

Autopsie. Une pinte d'un liquide trouble est épanchée dans l'abdomen; traces de péritonite, fausses membranes; l'utérus et ses annexes sont enflammés et ramollis (2).

Les plegmasies séreuse et viscérale, que nous avons vues isolées dans les observations précédentes, sont réunies; c'est une métro-péritonite puerpérale.

Obs. XXVI. — Accouchement naturel, mais long et laborieux; la tête du fœtus reste longtemps au passage. Au quatrième jour, frissons, céphalalgie; au neuvième jour, face pâle, abattue; ventre souple, indolent; le douzième jour, délire, rêvasseries, tremblements de la langue, prostration, concentration du pouls. Mort au quinzième jour.

Autopsie. Aucune trace d'inflammation dans le péritoine; aspect extérieur de la matrice naturel; les parois de cet organe, vues à l'intérieur, semblent percées d'un nombre

---

(1) Robert Lee, ibid., p. 44, obs. 12.
(2) Robert Lee, ibid., p. 32, obs. 6.

considérable de trous ronds, du calibre d'une plume à écrire, remplis d'un pus blanc et visqueux, qui suinte à la section, et qu'on exprime comme à travers une éponge. Ces espèces de tubes paraissent se terminer en cul-de-sac dans l'épaisseur de l'utérus; ils sont constitués par les sinus utérins, pleins de pus (1).

Ceci est un exemple de phlébite circonscrite; le pus est resté emprisonné dans les sinus utérins.

Obs. XXVII. — Symptômes de fièvre puerpérale au quatrième jour de l'accouchement; l'ipécacuanha et les sangsues en triomphent. La malade était en pleine convalescence, lorsqu'au quatorzième jour elle éprouve une peine morale très-vive. Fièvre violente, vomissements fréquents, douleur profonde et très-intense dans la région hypogastrique et dans la fosse iliaque gauche. Puis symptômes de pyohémie : léger délire, air de stupeur et d'ivresse, agitation, pouls petit et fréquent, diarrhée fétide très-abondante, nausées. Mort.

Autopsie. Les veines de l'utérus étaient remplies d'un pus épais et de bonne nature; leur membrane externe était grisâtre, inégale et rugueuse. Un pus épais et bien lié était infiltré dans l'épaisseur des muscles profonds des deux jambes; les fibres musculaires en contact avec ce liquide étaient grisâtres, ramollies; mais hors de là elles reprenaient brusquement leur couleur et leur consistance. Plusieurs petites collections isolées, circonscrites, du volume

____

(1) Dance, mémoire cité; *Arch. gén. de méd.*, 1829, t. xviii, p. 485.

d'une amande, se remarquaient en outre dans les muscles
soléaire, jambier antérieur, et à la partie moyenne de la
cuisse; l'avant-bras droit offrait exactement les mêmes altérations; l'articulation gauche du genou contenait aussi
une certaine quantité de pus de bonne nature; la membrane synoviale avait conservé sa finesse, son poli et sa
transparence naturelles; le péritoine était dans l'état naturel (1).

Tout le monde reconnaîtra, dans ce fait, une phlébite utérine avec infection purulente consécutive.

Obs. XXVIII. — Accouchement naturel et heureux. La
femme se lève le neuvième jour et reprend ses occupations
habituelles; saisie par le froid, elle éprouve des frissons irréguliers, de la pesanteur et de la douleur dans le ventre;
les lochies se suppriment, et elle entre à l'hôpital trois
semaines après l'accouchement, et meurt au bout de quatre jours, après avoir présenté les symptômes de la *fièvre
puerpérale.*

Autopsie. Collection purulente dans la première articulation du doigt médius ; aspect terne et ramollissement des
cartilages; fausses membranes molles et récentes; épanchement considérable d'un liquide séro-purulent dans la cavité
pleurale gauche; les deux poumons contiennent une cin-
quantaine de collections purulentes, occupant, pour la
plupart, la périphérie et les lobes inférieurs de cet organe;
trois abcès dans la rate; traces évidentes d'une péritonite
récente; utérus brun et ramolli dans presque toute son

---

(1) Tonnellé, *des Fièvres puerpérales observées à la Maternité;*
Paris, 1830, p. 30, obs. 9.

— 183 —

épaisseur, veines utérines remplies de pus, fortement dilatées : quelques-unes sont tapissées par des fausses membranes ; la veine ovarique droite est enflammée (1).

Dans cette observation, la pyohémie, produite par une phlébite utérine, est encore plus évidente.

Obs. XXIX. — Accouchement naturel ; au huitième jour, fièvre, diarrhée, la langue se sèche et se couvre d'un enduit brun très-épais ; la face se décompose ; délire, pouls fréquent, petit, irrégulier ; de larges eschares se développent sur différents points du corps. Mort au dixième jour de l'invasion.

Autopsie. L'estomac est percé à son grand cul-de-sac d'une large ouverture à bords mous, frangés et d'une couleur noirâtre, qui se fond insensiblement avec la teinte blanche du reste de l'organe. L'utérus et ses annexes sont dans un état d'intégrité parfait (2).

Que vous en semble de cette *fièvre puerpérale* ? Mais continuons.

Obs. XXX. — Accouchement naturel ; le travail est à peine terminé que la malade est prise d'un frisson violent : au bout de deux heures, face abattue, stupeur, langue sèche, brunâtre ; narines obstruées par des mucosités sèches ; dents fuligineuses, peau couverte de taches lenticulaires et purpuracées ; respiration pénible ; diarrhée, vomissements, délire léger, lipothymies. Mort le jour même.

____

(1) Dance, *De la Phlébite utérine et de la phlébite en général*, in *Arch. gén. de méd.*, 1829, t. xviii, obs. 8, p. 501.
(2) Tonnellé, mém. cité, p. 43, obs. 14.

Autopsie. Épanchement d'un liquide séro-purulent dans la cavité du péritoine ; point d'adhérences entre les circonvolutions intestinales ; parois de la matrice, au niveau de l'insertion placentaire, molles, flasques, infiltrées de pus et parsemées de vaisseaux injectés du même liquide ; le corps de l'utérus a une teinte grise normale ; pus dans les vaisseaux des ligaments larges. Rien de particulier dans les autres organes (1).   —

Un dernier fait pour terminer.

Obs. XXXI.—Une femme, accouchée chez elle, la veille de son entrée à l'hôpital, est amenée dans un état fort grave : l'intelligence presque anéantie, les traits bouleversés, la face jaunâtre, les yeux mourants, ne présentant aucune réaction et indifférente à la douleur. Elle succombe au bout de quarante-huit heures.

Autopsie. Aucune altération appréciable des parenchymes et des vaisseaux (2).

Le lecteur a déjà compris ce qu'il faut conclure de cette énumération de faits.

Est-il croyable que l'on réunisse des états morbides aussi étrangers les uns aux autres sous un même nom : celui de *fièvre puerpérale* ? Que l'on soutienne « que ces observations ne sont différentes

___

(1) Nonat, *Mémoire sur la métro-péritonite puerpérale*, in *Revue médicale*, n° de mars 1837, p. 366.

(2) Bouchut, *Études sur la fièvre puerpérale*, in *Gaz. médicale*, n° du 10 février 1844, p. 90.

que dans la forme, mais qu'elles sont identiques dans le fond » (1).

« Sous cette variété de formes, dit M. Bouchut, se cache un principe particulier d'unité, c'est-à-dire une modification de composition du sang, d'où procèdent d'innombrables variétés de lésions pathologiques, qui ont toutes pour caractère commun la tendance à la suppuration » (2).

Mais il résulte, des relevés statistiques de M. Bouchut lui-même, que, sur 25 cas de fièvre puerpérale, il n'a pas rencontré une seule fois des abcès dans les viscères, et qu'il n'a vu que deux fois seulement des collections purulentes dans les muscles ; que les vaisseaux lymphatiques ne contenaient du pus que dans 3 cas, tandis qu'il a compté 12 cas de péritonite, et 10 de métrite (3).

Et c'est en présence d'un chiffre aussi élevé, en faveur des *phlegmasies*, que M. Bouchut vient affirmer que le sang est altéré *comme dans les fièvres graves* (4) !

A la vérité, après avoir annoncé, *d'après M. Andral* (sic!), que, chez les femmes enceintes, le chiffre

---

(1) Tonnellé, mém. cité, p. 44.

(2) Bouchut, mém. cité; *Gaz. médicale*, n° du 17 février 1844, p. 101.

(3) Bouchut, mém. cité; *Gaz. médicale*, n° du 10 février 1844, p. 86-87.

(4) Bouchut, mém. cité; *Gazette médicale*, n° du 10 février 1844, p. 90.

de la fibrine atteint le nombre 6 (lisez: maximum, 4, 8), lequel *se confond presque* avec celui de la fibrine dans les phlegmasies franches (1) (le maximun de ce dernier a été 10, 5), M. Bouchut pouvait bien se permettre quelques petits écarts hématologiques et pathogéniques.

« Le terme de *fièvre puerpérale*, dit M. Tonnellé, ne préjuge rien, ne précise rien, et par cela même il se prête très-bien à toutes les formes de la maladie qui nous occupe : on doit donc le conserver comme l'expression la plus générale de cette maladie, sauf à désigner chacun des cas particuliers, soit par les diverses dénominations de péritonite, métro-péritonite, phlébite utérine; soit par certains caractères tirés de la cause » (2).

Il est évident que, pris dans cette acception, les mots *fièvre puerpérale* ne désignent plus autre chose que la circonstance de l'accouchement, et alors les mots d'*état puerpéral* sont certainement préférables. Gardons-nous de retomber dans la logomachie fébrile !

Je ne puis ni ne dois traiter ici toutes les grandes questions de pathogénie qui se rattachent aux maladies des femmes en couches, mais je dois

---

(1) Bouchut, mém. cité; *Gazette médicale*, n° du 17 février 1844, p. 102.
(2) Tonnellé, mém. cité, p. 57.

établir que la fièvre puerpérale n'est pas une fièvre purulente.

Or, elle n'est pas une *fièvre*. L'état puerpéral est un état très-complexe dans lequel interviennent, comme éléments pathologiques, l'idiosyncrasie, les circonstances de la grossesse, celles de l'accouchement, et souvent une influence épidémique inconnue dans son essence. Sous l'empire de ces différents modificateurs, diversement associés les uns aux autres, se développent des maladies qui n'ont de commun que de succéder à l'accouchement. Si ces maladies étaient les effets d'un principe unique, celui-ci leur imprimerait un cachet, qui se retrouverait, plus ou moins, dans toutes leurs variétés.

La fièvre puerpérale n'est pas une *fièvre purulente*, car on trouve toujours la raison d'existence des foyers de suppuration que l'on rencontre, dans une phlegmasie primitive du solide.

« Il n'existe point de fièvre puerpérale mais, des maladies puerpérales, dit avec raison M. Helm (1) dans un ouvrage qu'auraient dû méditer les observateurs qui, dans ces derniers temps, se sont occupés des maladies des femmes en couches.

Si l'on veut conserver la dénomination de fièvre puerpérale il faut l'appliquer exclusivement à l'état morbide, épidémique ou endémique, qui fait

---

(1) Helm, *Traité sur les maladies puerpérales;* Paris, 1840, p. 9.

périr les femmes en couches, sans que l'autopsie rende ordinairement compte de la mort; là, il existe, en effet, une altération générale dont la nature nous échappe, qui est peut-être une septico-hémie, un empoisonnement miasmatique, une infection putride, une lésion de l'innervation; peut-être, suivant l'opinion exprimée sous forme de doute par Legallois, une introduction dans le torrent circulatoire de bulles d'air qui y auraient pénétré par les orifices béants des veines utérines (1), mais qui n'est pas une fièvre purulente. Hors cela, il n'y a plus que des péritonites, des métrites, des métro-péritonites, des phlébites puerpérales; sous ce point de vue, il existe une *pyohémie puerpérale*, laquelle est produite tantôt par une phlébite, tantôt par une absorption purulente, quelquefois, peut-être, par une lymphangite. En d'autres termes, l'accouchement, c'est-à-dire l'état puerpéral, peut devenir la cause occasionnelle d'une phlébite, d'une lymphangite ou d'une résorption purulente; consécutivement à l'un de ces phénomènes, la pyohémie peut se produire et donner lieu, par elle-même, aux accidents à l'ensemble desquels on a donné mal à propos le nom de *fièvre puerpérale*. La *pyohémie puerpérale* n'offre de particulier que

______

(1) Legallois, *des Maladies occasionnées par la résorption du pus*, in *Journal hebdomad.*, 1829, t. III, p. 185.

d'exister chez une femme en couches : elle n'a rien de spécifique. Tels sont les seuls liens qui, selon moi, unissent la pyohémie à la fièvre puerpérale.

Variole spontanée. — On a prétendu que la variole était une fièvre purulente, et que le pus était tout formé dans le sang avant de se déposer dans les myriades de petits abcès sous-épidermiques qui caractérisent la maladie.

Cette assertion ne mérite pas d'être sérieusement réfutée.

Certes, il existe avant la formation des pustules varioliques une altération générale dont la nature nous échappe ; mais on peut affirmer qu'elle n'est point constituée par une génération spontanée de pus dans le sang.

Les phénomènes matériels, physiques, que l'on contaste en observant le développement d'une pustule variolique, suffisent pour mettre ce point hors de doute.

La variole est-elle une inflammation de la peau, une dermite ? se demande M. Piorry, qui répond avec raison par l'affirmative (1).

Sous l'influence d'une altération générale spécifique inconnue, il se développe une inflammation spécifique de la peau qui produit un pus

---

(1) Piorry, *Traité des altérations du sang ; Mém. sur la dermite varioleuse*, p. 12.

également spécifique. L'altération générale primitive détermine la dermite ; mais ce n'est que consécutivement à celle-ci, et par le travail phlegmasique cutané que le pus variolique est formé. Ce
pus ne préexiste donc pas ; il ne s'est pas formé de
toutes pièces dans le sang : il n'existe donc pas une
fièvre purulente variolique.

Morve aiguë et chronique spontanée. — Chez les
chevaux qui succombent à l'affection morveuse,
on trouve souvent des collections purulentes viscérales qui ont porté quelques auteurs à considérer l'affection morveuse chevaline comme une
fièvre purulente. Je n'entrerai pas dans toutes les
discussions de pathologie comparée que cette
question a soulevées ; je me contenterai d'établir :

1° Que les abcès viscéraux ne sont pas constants
dans la morve.

2° Que les premiers phénomènes locaux qui apparaissent dans la morve aiguë ou chronique sont
produits par une inflammation spécifique de la
muqueuse nasale et des ganglions de l'auge.

3° Que cette inflammation produit du pus qui
peut être résorbé, et qu'alors la pyohémie vient se
surajouter à l'affection morveuse.

4° Que fréquemment on trouve, sur le cadavre,
des phlébites qui peuvent encore rendre compte
de l'introduction du pus dans le sang.

Il résulte manifestement de ces considérations

que, dans l'état actuel de la science, la seule doctrine admissible est celle-ci :

L'affection morveuse est une altération générale
inconnue, qui détermine dans certains organes
une inflammation spécifique, qui, à son tour, peut
produire du pus, dont l'introduction dans les veines
peut donner lieu à une pyohémie consécutive.

Dans le farcin aigu et chronique, la même conclusion peut être déduite de l'existence de l'inflammation spécifique des ganglions lymphatiques;
inflammation qui précède tous les autres phénomènes locaux de la maladie.

Il résulte de ce que je viens de dire que, dans
l'affection morveuse et farcineuse, aiguë ou chronique, spontanée du cheval, on n'est nullement autorisé à établir que la maladie est constituée par
une génération spontanée de pus.

*2° La pénétration dans l'économie de pus simple
peut-elle donner lieu à des phénomènes morbides,
différant essentiellement de ceux que j'ai assignés
à la pyohémie ?*

Une expérience relatée par MM. Renault et Bouley tendrait à prouver que l'introduction mécanique de pus ordinaire, dans le torrent circulatoire
du cheval, peut déterminer la morve.

Certes, on peut dire, sans témérité, qu'un seul

fait, se présenterait-il avec toutes les conditions d'une expérimentation rigoureuse, ne serait pas suffisant pour renverser une doctrine aussi solidement établie que celle de la spécificité des virus; mais le fait invoqué par MM. Renault et Bouley répond-t-il à toutes les exigeances d'une expérimentation bien faite?

MM. Renault et Bouley ayant introduit dans la veine jugulaire d'une jument atteinte de boiterie et saine d'ailleurs, une émulsion purulente formée avec du pus provenant de plaies existant sur *deux* chevaux, cette injection détermina le développement de tous les symptômes qui caractérisent la morve aiguë; sur le cadavre de la jument on constata les altérations des fosses nasales. La matière du jetage, recueillie sur cette jument, reproduisit la morve sur un autre cheval et sur un chien.

« Est-il trop hardi ou trop tôt, disent alors MM. Renault et Bouley, de conclure que la morve aiguë est due à la présence du pus en nature dans le torrent de la circulation, que ce pus y ait été introduit par résorption veineuse ou lymphatique, ou qu'il ait été retenu dans le sang *à l'état naissant*, pour ainsi dire, comme il arrive *dans la suppression rapide des sécrétions purulentes opérées sur de larges surfaces* » (1).

---

(1) Renault et Bouley, *Recueil de médecine vétérinaire*, 1840, t. xvii, p. 257-267.

On comprend que je ne m'arrêterai qu'à la première partie de cette proposition.

Et bien, je ne balance pas à déclarer qu'une conclusion affirmative serait non-seulement trop précoce, mais qu'elle devrait être considérée comme erronée.

Cette observation est-elle environnée de toutes les garanties désirables ?

Pourquoi faire un mélange avec du pus recueilli sur *deux* chevaux ? Dans quel état de santé étaient ces deux chevaux ? Il n'en est pas dit un mot. Pourquoi, depuis quatre ans, MM. Renault et Bouley n'ont-ils pas renouvelé bien des fois une expérience aussi facile, et aux résultats de laquelle ils attribuent une si grande portée pathogénique ? Si l'expérience a été renouvelée, pourquoi ne connaissons-nous pas les résultats ultérieurement obtenus ?

Chez le cheval et chez l'homme, la pyohémie est produite par les mêmes causes. Hunter, déjà, l'avait montré :

« L'inflammation des veines est fréquente après la saignée, chez le cheval, dit le chirurgien anglais ;... beaucoup de chevaux meurent de cette maladie...... La mort peut résulter de ce que l'inflammation se propage jusqu'au cœur, ou de ce que le pus, sécrété à la surface interne de la veine, arrive en quantité considérable au cœur, et se mêle au sang (1). Une observation de pyohémie chevaline, publiée tout récemment (2), montre que cette maladie présente tous les caractères qui appartiennent à la pyohémie humaine. Comment donc, dans d'autres circonstances, la pénétration du pus ordinaire dans le torrent circulatoire du cheval pourrait-elle produire, non-seulement un ensemble essentiellement différent de symptômes et d'altérations anatomiques, mais encore une maladie spécifique ?

Pour toutes ces raisons, je n'hésite pas, je le répète, à refuser, jusqu'à preuve nouvelle, toute valeur au fait annoncé par MM. Renault et Bouley.

3° *La pénétration, dans l'économie, d'une matière autre que du pus simple, non spécifique, peut-elle déterminer la maladie que j'ai décrite sous le nom de pyohémie — et elle seule ?*

Il convient d'étudier ici les accidents déterminés par la pénétration dans l'économie du pus de la variole, du pus de la morve et du farcin, ainsi que par la blessure des anatomistes.

1° *Pus varioleux.* — Quelques auteurs pré-

____

(1) Hunter, *OEuvres complètes*, trad. de Richelot; Paris, 1841, liv. 13, p. 646.
(2) *Recueil de méd. vétérinaire*, n° de mars 1844.

tendent que le pus varioleux, une fois formé et
déposé au sein des tissus, peut être porté dans le
torrent circulatoire par résorption, et produire
alors une pyohémie. Si l'on analyse avec soin les
faits qui ont été cités à l'appui de cette assertion,
on voit qu'ils peuvent être partagés en deux classes.

Vers la fin de la variole, pendant le cours d'une
convalescence que l'on est autorisé à considérer
comme franche, des abcès sous-cutanés se forment
avec une rapidité extrême, sans donner lieu au
moindre symptôme général, et les malades, après
avoir offert un nombre plus ou moins considérable
et quelquefois énorme de ces collections purulentes,
se rétablissent complétement. Ici, rien ne prouve
qu'il y ait eu pénétration du pus dans le sang ; il
est raisonnable de rattacher les abcès à une inflammation qui, du derme, s'est propagée au tissu
cellulaire sous-cutané.

Dans une seconde classe de faits, après avoir présenté ou non les abcès dont je viens de parler,
les malades succombent au milieu d'accidents très-
variables. Tantôt la mort est évidemment le résultat d'une complication, d'une phlegmasie viscérale (*pneumonie, méningite*), qui vient arrêter le
travail phlegmasique local, et entraver le développement des pustules (1) ; tantôt la symptomato-

____

(1) Weber, *Mém. sur les varioles observées à l'hôpital des En-
fants,* etc., in *Journ. hebdom.,* 1830, n° 70.

logie et l'anatomie pathologique autorisent à attri‑
buer la mort à une infection soit miasmatique, soit
putride, celle-ci étant déterminée peut-être par la
résorption de la matière putride qui se forme
sous les croûtes épaisses dont la peau est couverte.
Cette interprétation est appuyée par les résultats
que fournit à M. Piorry la pratique bien connue
qu'il a introduite dans le traitement de la variole.

J'ai vainement cherché des faits capables d'établir
la résorption purulente varioleuse (1); les auteurs
qui font autorité dans la matière n'en présentent
aucun : non seulement Alibert (2), M. Rayer (3),
MM. Cazenave et Schedel (4), ne citent pas un seul
exemple d'abcès métastatique, mais ils ne men‑
tionnent même pas la possibilité de l'existence de
ces abcès.

En résumé, je crois que les quelques faits qui
ont été enregistrés dans les annales de la science
sous le nom d'*absorption purulente varioleuse* ne
méritent pas de porter ce nom. Ceux d'entre eux
qui présenteraient quelques-uns des caractères de

---

(1) Piorry. *Traité des altérations du sang; Mém. sur la dermite varioleuse*, p. 18-23.

(2) Alibert, *Monographie des dermatoses;* Paris, 1832, in-4°, p. 170.

(3) Rayer, *Traité théorique et prat. des mal. de la peau;* Paris, 1835, t. I, p. 536.

(4) Cazenave et Schedel, *Abrégé prat. des maladies de la peau;* Paris, 1838, p. 187-190.

la pyohémie pourraient être rapportés à une phlébite (1). Je ne prétends pas nier, toutefois, d'une manière absolue, la résorption en nature du pus déposé dans les pustules de la variole ; mais alors le sujet est actuellement infecté par le virus variolique, ou n'est déjà plus accessible à l'action de ce virus, si les phénomènes généraux ont disparu. Dans l'un et dans l'autre cas, on conçoit très-bien que le pus, tout spécifique qu'il est, ne peut plus agir que comme pus simple.

2° *Pus morveux et farcineux.* — Un homme atteint de morve et de farcin se trouve dans les mêmes conditions que le varioleux : le pus spécifique qu'il absorbe sur les lieux primitivement enflammés produit un certain nombre d'accidents qui ne peuvent tenir qu'à la constitution purulente du liquide qui s'est formé dans l'économie, le virus dont il est le véhicule ne pouvant plus produire ses phénomènes propres chez un individu déjà infecté. Une expérience faite par les vétérinaires démontre l'existence de ces deux ordres de phénomènes : en effet, lorsqu'on injecte du pus morveux dans les veines d'un cheval, on provoque, en même temps, la formation d'abcès multiples et les symptômes propres de la morve, lesquels domi-

---

(1) Piorry, *Traité des altérations du sang; Mém. sur la dermite varioleuse*, p. 8.

nent tout et donnent à la maladie son véritable cachet. Quant aux accidents produits par l'inoculation de la morve, ils sont évidemment le résultat de la pénétration du virus, sans qu'il soit démontré que le pus soit parvenu en matière dans le torrent circulatoire.

Dans le cas où du pus spécifique arrive dans le sang, les abcès multiples qui peuvent naître ne doivent être rattachés qu'à la constitution purulente de ce liquide, et n'ont rien à faire avec sa spécificité; il n'y a donc pas de pyohémie spécifique.

3° *Blessure des anatomistes.* — Tout le monde sait que la blessure des anatomistes peut déterminer une phlébite, une lymphangite, un phlegmon, et par conséquent devenir la cause médiate d'une infection purulente.

Dans les cas de ce genre, la blessure des anatomistes n'a qu'une action locale, et la pyohémie qui se développe ne diffère point de celle que j'ai décrite.

Dans d'autres cas, plus rares, la blessure des anatomistes produit une infection putride; à l'autopsie on ne rencontre aucune des altérations qui caractérisent la présence du pus dans le sang.

CONCLUSIONS.

———

I. Il se dépose dans la trame ou à la surface des parties solides dont l'inflammation a modifié la texture, une certaine quantité de sérosité contenant de l'albumine et de la fibrine, lesquelles se sont séparées de la masse du sang.

II. Tandis que l'albumine peut se séparer de la masse du sang, dans bien des circonstances morbides qui n'ont aucune espèce de rapport avec l'inflammation, la fibrine n'abandonne le sang, dans le cas de maladie, que sous l'influence de l'inflammation (1).

III. La fibrine séparée du sang par l'inflammation se solidifie, et ce changement d'état peut aboutir à deux formes différentes : la forme fibrillaire et la forme globulaire.

IV. Au moment où la fibrine passe de l'état li-

———

(1) Il est bien entendu que, avec M. Andral, je n'entends parler ici que des épanchements séreux, et que je fais abstraction de toutes les hémorrhagies proprement dites.

quide à l'état solide, elle apparaît toujours, d'abord, sous forme de granules de $\frac{1}{500}$ à $\frac{1}{600}$ de millimètre de diamètre. -

V. Une partie de ces granules fibrineux conservent leur propriété fondamentale : celle de se souder en séries moniliformes; ils constituent les fibres élémentaires des adhérences et des fausses membranes.

VI. Une autre partie de ces granules perdent complétement la faculté de s'organiser.

VII. Les granules rendus inorganisablales par la phlegmasie du solide peuvent rester isolés et en suspension dans la sérosité, ou bien se réunir, s'agglomérer, de manière à former des corpuscules plus considérables, frangés sur les bords, granuleux à leur surface, ayant de $\frac{1}{100}$ à $\frac{1}{80}$ de millimètre de diamètre et constituant ce que tout le monde appelle : les globules du pus.

VIII. Pour moi, le pus complet se compose d'une certaine quantité d'eau tenant, 1° en dissolution des sels, des matières grasses et de l'albumine; 2° en suspension des granules fibrineux isolés, des granules fibrineux agglomérés en *globules de pus*, et enfin des fausses membranes fibrineuses.

IX. Le pus, tel que je viens de le décrire, est un produit de sécrétion morbide, et l'inflammation est le seul état pathologique *connu* dont ce produit puisse être le résultat.

X. Les parties que je viens d'énumérer ne sont pas toutes nécessaires à la constitution du pus.

XI. La fibrine solidifiée sous forme fibrillaire manque souvent.

XII. Le globule, qui est la forme la plus connue de la fibrine modifiée par la phlegmasie, et qui est généralement considéré comme la caractéristique du pus, n'est pas essentiel à la constitution de ce produit.

XIII. Le granule ne manque jamais.

XIV. La sérosité (eau, matières grasses, albumine et sels) et les granules suffisent pour constituer un véritable pus.

XV. Sous cette dernière forme, comme dans son état-complet, le pus reste toujours un produit de sécrétion morbide, dont l'inflammation est la seule cause démontrée, dans l'état actuel de la science.

26

XVI. La présence de pus dans le sang constitue la pyohémie.

XVII. Dans le cas où le pus est introduit dans le sang par une cause mécanique, il peut y pénétrer dans tous ses états possibles de composition.

XVIII. Dans le cas où le pus est formé dans l'intérieur du système circulatoire, il peut se mêler au sang sous les deux formes granuleuse et globuleuse, séparées ou réunies.

XIX. Dans le cas où le pus, formé en dehors du système circulatoire, est introduit dans ce dernier par absorption, il n'y peut pénétrer que sous sa forme granuleuse, et cette pénétration est possible.

XX. L'introduction du pus dans le sang sous sa forme granuleuse suffit pour constituer une infection purulente.

XXI. Dans l'état actuel de la science, il n'existe pas de pyohémie en dehors des trois ordres de causes ci-dessus indiqués. La *fièvre purulente*, c'est-à-dire la génération spontanée du pus dans le sang, est un être de raison.

XXII. Les connaissances acquises permettent de

rapporter les faits aujourd'hui connus sous le nom d'infection purulente à trois chefs principaux : 1° à une infection purulente; 2° à une infection putride; 3° à une infection spécifique. L'infection purulente a été suffisamment définie.

XXIII. L'infection putride résulte de l'introduction, dans l'économie, du produit de la décomposition putride d'une matière animale quelconque.

XXIV. L'infection spécifique est toujours le résultat de la pénétration, dans l'économie, d'un agent spécifique, capable d'engendrer une maladie identique avec celle dont il est lui-même le produit.

XXV. L'introduction, dans l'économie, d'un agent spécifique peut coïncider avec celle d'un pus qui lui sert de véhicule; mais toujours, même dans ce cas, la maladie spécifique se montre et prédomine avec ses caractères distinctifs.

§ IX.

HISTORIQUE.

Pour tracer d'une manière complète l'historique
de l'infection purulente, il faudrait faire intervenir
les nombreux travaux qui dans les temps anciens
et modernes ont été publiés sur les altérations, tant
septiques que putrides, des liquides humains ; c'est-
à-dire commencer par faire l'histoire de l'Hu-
morisme. Il faudrait ensuite analyser avec soin
les recherches qui ont eu pour but les altérations
des vaisseaux et spécialement des veines, ainsi
que certains phénomènes morbides graves qui
se développent chez les amputés et chez les femmes en couches : à mesure que, dans cette étude,
l'on avancerait vers l'époque actuelle, on verrait
s'agrandir encore le champ de l'exploration. Il
faudrait montrer que la chimie et le microscope,
en permettant d'étudier d'une manière plus complète les liquides normaux de l'économie, ont jeté
une vive lumière sur la nature et la pathogénie
de la pyohémie ; il faudrait enfin tenir compte des
résultats fournis, dans des temps récents, par la
physiologie et la pathologie comparée.

On le voit : faire un historique complet de l'infection purulente, ce serait, pour ainsi dire, faire

l'histoire de la médecine, dans le sens le plus vaste que l'on puisse accorder à ce mot. Physiologie, médecine, chirurgie, pathologie comparée : à chacune de ces branches des connaissances médicales il faudrait accorder une large place.

Je ne puis ni ne veux entreprendre une pareille tâche : il me serait même difficile de faire une énumération complète et détaillée de tous les documents que j'ai été contraint de consulter, et qui ont été indiqués dans ce travail.

Ce que je me propose, dans cette esquisse historique, c'est de jeter un coup d'œil rapide sur quelques ouvrages principaux, et surtout de caractériser les différentes phases par lesquelles a passé l'étude de l'infection purulente.

Bien que l'on puisse trouver quelques vagues indications de maladies purulentes dans les écrits de l'école hippocratique, je ne ferai pas remonter l'histoire de l'infection purulente au delà de Schenckius, qui indique assez bien l'existence des abcès métastatiques (1).

On lit avec admiration dans Boerhaave un aphorisme qui renferme, à lui seul, les particularités les plus importantes qui se rattachent à la présence du pus dans l'économie.

« Si le pus séjourne longtemps dans un lieu

---

(1) Schenckius, *Observationes medicæ*, liv. III, p. 411.

fermé, il s'altère, devient âcre, se putréfie, consume, érode les parties voisines , et, par son poids, sa quantité, ses mouvements, se creuse des sinuosités et des fistules en différents lieux, et se fait jour par le rectum; ou bien, sa partie la plus ténue une fois dissipée, il donne lieu à des indurations, surtout dans le voisinage des glandes ; ou bien il est absorbé par les veines, les lymphatiques ou les extrémités érodées des vaisseaux, se mêle au sang, l'altère, se rassemble en foyers au milieu des viscères, trouble fortement les fonctions, et détermine de graves maladies » (1).

Van Swieten rapporte, à la suite de cet aphorisme, plusieurs exemples d'abcès métastatiques survenus chez des blessés et chez des varioleux; il n'hésite pas à admettre que le pus est absorbé par les veines, mêlé au sang et déposé dans différentes parties du corps : il ajoute même que c'est par cette résorption purulente que périssent tant de malades à la suite des amputations et d'autres grandes opérations chirurgicales (2).

Van Swieten connaissait les abcès métastatiques du foie : il dit qu'après les grandes opérations le pus peut être résorbé et déposé dans cet organe,

---

(1) Van Swieten, *Comment. in Aph.*, 406, t. i, p. 647, in-4° ; Paris, 1771.
(2) Van Swieten, ouvrage cité, p. 649.

où il forme des abcès ; il rapporte que Hollerius a observé, sur deux ou trois malades, des douleurs vives dans les mollets et des abcès dans ces parties, ainsi que dans le foie ; il ajoute qu'on ne peut comparer, pour la gravité, la maladie qui en résulte à celle que produit la résorption des matières gangréneuses et cancéreuses.

Faites intervenir la phlébite dans ces différents passages, et vous aurez les bases sur lesquelles repose encore aujourd'hui l'étude de l'infection purulente.

On devine que Morgagni n'est pas resté en arrière de Van Swieten : dans la cinquante et unième lettre de son immortel ouvrage, il décrit des collections purulentes du poumon survenues à la suite de plaies de tête ; tantôt il appelle ces collections des abcès, tantôt des tubercules (1) ; mais si l'on se souvient qu'il y a quelques années à peine les abcès métastatiques du poumon étaient encore rapportés à des tubercules aigus, on pardonnera à Morgagni de les avoir ainsi dénommés.

Morgagni a vu des abcès métastatiques du cœur, et il a soin de démontrer que telle était bien la nature de ces collections.

Un homme meurt délirant et paralytique, à la

---

(1) Morgagni, *de Sedibus et causis morborum*, epist. 41, § 17, 18, 19, 20.

suite d'une blessure de tête. A l'autopsie, on trouve une grande quantité de sanie de mauvaise nature dans l'intérieur d'un ulcère du poumon gauche, dont la cavité était plus grande que la moitié de la coquille d'un œuf de poule. Il y avait aussi une sanie manifeste sur la face externe de l'oreillette gauche du cœur ; mais il existait également dans le ventricule droit, sur une colonne charnue, un apostème remarquable, qui remontait jusqu'à l'une des valvules. « Et, pour que vous ne croyiez point par hasard, ajoute Morgagni, que ces apostèmes de la poitrine existassent avant la blessure, sachez que le malade ne s'était jamais plaint d'aucune douleur, et qu'il n'avait pas été tourmenté par la toux, même depuis qu'il avait été blessé » (1).

— Morgagni indique que des abcès métastatiques peuvent exister dans le foie, dans la rate ; que des épanchements purulents peuvent se former dans la plèvre. Le pus est transporté dans les viscères par le sang, et se dépose ; mais quelquefois il produit une phlegmasie locale.

« Le pus transporté sur les viscères ne se dépose pas toujours sous la forme de pus : assez souvent quelques-unes de ses parcelles, mêlées avec le sang et entièrement distinctes, s'arrêtent dans quelques lieux trop étroits, les obstruent, les distendent,

---

(1) Morgagni, ouvrage cité, lettre 51 , § 21.

les irritent, et donnent ainsi lieu à la production
d'une quantité de pus plus grande que celle qui a
été apportée, production annoncée par des frissons et des tremblements » (1).

En vérité, ceux de nos contemporains qui ont
élevé de si longues discussions à propos de l'état
anatomique des parois des abcès métastatiques,
auraient dû se borner à répéter ce passage de
Morgagni.

De Haen a consacré un chapitre assez long à la
génération du pus; mais cet auteur oublie le pré-
cepte de Morgagni, qui veut « qu'on observe le fait
avec soin avant de l'expliquer. » Tous les faits dans
lesquels de Haen a cru constater la présence du
pus dans le sang appartiennent à des maladies
diverses, et surtout à des phlegmasies, dans lesquelles ce qu'il a pris pour du pus n'était que de
la fibrine à différents états de coagulation (2).

De Haen n'a apporté aucune lumière dans l'é-
tude de l'infection purulente, et il a peut-être été
le point de départ de la doctrine de la génération
spontanée du pus.

Avec Hunter commence, pour l'étude de l'infection purulente, une ère nouvelle et brillante: à
ce chirurgien revient l'honneur d'avoir établi

____

(1) Morgagni, lettre citée, § 23.
(2) De Haen, *Ratio medendi*; Paris, 1761, t. I, p. 102-126.

l'existence de l'une des causes les plus fréquentes et les mieux démontrées de la présence du pus dans le sang : de la phlébite.

J'ai montré que Hunter établit la proposition suivante : souvent la phlébite est adhésive et s'oppose au passage du pus dans le sang ; mais dans beaucoup de cas la suppuration s'opère sur la membrane interne des veines comme sur les surfaces enflammées, c'est-à-dire qu'il ne s'établit pas d'adhérence, et le pus pénètre librement dans le torrent de la circulation. Hunter ajoute que c'est à cette dernière circonstance que l'on doit attribuer les accidents généraux qui se développent quelquefois après la saignée; il montre même que des phénomènes semblables sont fréquemment observés sur le cheval.

« L'inflammation des veines est fréquente après la saignée, chez le cheval que l'on saigne ordinairement au cou;... beaucoup de chevaux meurent de cette maladie ; mais, quelle est la circonstance particulière qui détermine leur mort? La mort peut résulter de ce que l'inflammation peut se propager jusqu'au cœur, *ou de ce que le pus secrété à la surface interne de la veine arrive en quantité considérable au cœur et se mêle au sang »* (1).

---

(1) Hunter, *OEuvres complètes*, trad. de Richelot; Paris, 1841, liv. 13, p. 643-648.

Je ne reviendrai pas sur l'importance que donnent aux travaux de Hunter les discussions qu'a soulevées la phlébite, envisagée dans ses rapports avec la pyohémie.

Après Hunter, un grand nombre d'observateurs se sont engagés dans la voie nouvelle que venait d'ouvrir le célèbre chirurgien anglais. Il faut surtout distinguer Hogdson, et son traducteur, M. Breschet ; MM. Ribes, Maréchal, Blandin, Velpeau, Cruveilhier, Dance et Bouillaud.

En faisant abstraction des opinions trop exclusives qui ont été professées par quelques-uns des hommes que je viens de nommer, on doit reconnaître que chacun d'eux a contribué, pour sa part, à éclairer certains points de l'étude de la pyohémie : les uns, comme MM. Cruveilhier, Blandin, Dance, en s'attachant à prouver que la phlébite était la seule cause possible de la présence du pus dans le sang ; les autres, c'est-à-dire MM. Ribes, Maréchal, Velpeau, en s'efforçant de démontrer que l'absorption est une cause non moins fréquente de pyohémie. Tous ont éclairé par de laborieuses recherches l'histoire anatomo-pathologique des abcès métastatiques et des autres lésions viscérales qui accompagnent l'infection purulente. Je dois ajouter qu'une grande et belle part doit être faite à M. Velpeau dans l'histoire de l'infection purulente. A une époque où toutes les maladies étaient exclusivement rapportées à des altérations des solides, M. Velpeau n'a pas craint d'émettre des opinions qui, depuis, ont exercé une grande influence sur la pathologie et sur les travaux de ses contemporains.

Au point de vue de la chirurgie, les observateurs que je viens de nommer ont aussi dissipé l'obscurité qui couvrait encore les causes de ces morts fréquentes qui surviennent à la suite des grandes opérations; avant eux, en effet, les chirurgiens n'avaient à ce sujet que des opinions incomplètes ou erronées, ainsi que l'on peut s'en convaincre par la lecture de l'ouvrage de notre illustre Boyer. Le chirurgien de la Charité avait bien constaté l'existence des abcès métastatiques; mais il n'en connaissait point la véritable cause. Il y a plus, Boyer pensait encore que les accidents que l'on observe à la suite de certaines saignées étaient dus plutôt à la piqûre du nerf, qu'à une phlegmasie de la veine (1).

On serait tenté de croire, *a priori*, que l'étude des altérations du sang a dû jeter, dès son début, quelque lumière sur la nature des maladies qui se rapprochent de l'infection purulente et sur celle-ci

______

(1) Boyer, *Traité des mal. chirurg.;* Paris, 1822, t. I, p. 317, t. XI, p. 255.

elle-même; cependant, si l'on parcourt les ouvrages
d'un homme qui a écrit avec une grande distinction sur les maladies causées par les altérations
du sang, on s'aperçoit qu'il n'en a pas été ainsi :
Huxham ne parle que d'affections dans lesquelles
le sang a subi une altération différente de celle qui
caractérise la pyohémie, et ce n'est qu'à l'histoire
des fièvres qu'il a rendu quelques services (1).

Il faut arriver jusqu'à notre époque pour trouver des études expérimentales propres à nous
éclairer sur le rôle que joue, en pathogénie, l'introduction dans l'économie de matières septiques
et putrides. Parmi les hommes qui se sont distingués dans ce genre de recherches, il faut citer
MM. Gaspard, Trousseau et Dupuy, Boyer (de Marseille), Bonnet, et enfin M. F. d'Arcet.

J'ai montré dans quelles limites il est possible
d'appliquer les expériences tentées par ces observateurs à l'étude des maladies produites, chez
l'homme, par les différentes espèces d'infection,
dont M. Piorry a établi, de son côté, l'existence, par
l'observation clinique (2). Je rappellerai seulement
que Haller (3) et Chaussier (4) étaient déjà entrés
dans cette voie expérimentale.

---

(1) Huxham, *Essai sur les fièvres.*
(2) Piorry, *Traité des altérations du sang.*
(3) Haller, *Éléments de physiologie.*
(4) Dugès, thèse d'agrégation, 1824.

Nous voici parvenus à la dernière phase de l'histoire de la pyohémie : elle est caractérisée par les découvertes fondamentales que l'on doit aux observateurs qui ont appelé à leur aide la chimie et le microscope, pour pénétrer dans l'étude de certains phénomènes moléculaires qui se passent au sein des liquides, et qui jusqu'alors avaient échappé aux moyens usités d'investigation. Mais, il faut le reconnaître, si la science semble s'enrichir de nouveaux faits, elle s'encombre aussi de nombreux détails incertains et souvent contradictoires.

On a vu que, malgré les grands efforts tentés par MM. Gueterbock, Donné, Mandl, Henle, etc., dans le but de déterminer des caractères microscopiques et chimiques différentiels entre le pus et le sang, il ne m'a pas été possible de formuler, à cet égard, des conclusions qui fussent à l'abri de toutes contestations.

Cependant, on doit à la micrographie des découvertes dont l'importance ne saurait être contestée, et qui sont relatives au mécanisme de l'inflammation. Tandis que Kaltenbrunner, Philipps, Hasting's, Dœllinger, en étudiant les modifications produites dans les solides par l'inflammation, ne parvenaient à grand'peine qu'à saisir quelques phénomènes contestés ; MM. Vogel, Mandl, Andral et Gavarret découvraient les changements intimes qui se passent dans le liquide épanché au milieu de la trame ou à la surface d'un solide enflammé.

C'est à M. Andral qu'il faut rapporter l'application, la plus large et la plus philosophique qui ait été faite, de ces découvertes à l'étude anatomo-pathologique de l'inflammation et de ses produits (1).

Je n'ai pas craint de fonder sur ces découvertes une explication des phénomènes qui président à la pyogénie et à la pénétration du pus dans le sang. Si les conclusions que j'ai formulées sont erronées ou trop hypothétiques, la responsabilité n'en doit peser que sur moi ; si elles ont jeté quelque clarté dans l'étude de la pyohémie, tout l'honneur doit en revenir à MM. Andral et Gavarret.

Je ne terminerai pas sans parler des travaux de MM. Dance, Tonnellé, Dugès, Robert Lee, Helm, qui m'ont servi à discuter plusieurs points de l'histoire pathogénique de la fièvre puerpérale, et de ceux de MM. Rayer, Cazenave, Vigla, A. Tardieu, et de plusieurs vétérinaires, qui m'ont rendu de semblables services pour éclairer l'étude des maladies spécifiques.

M. Bérard aîné a publié dans le *Dictionnaire*

---

(1) Andral, *Essai d'hématologie pathologique.*

de médecine un consciencieux travail sur le pus
et l'infection purulente : le seul reproche que l'on
puisse adresser à cet auteur, c'est de s'être constitué le défenseur d'une doctrine exclusive que
les faits ont depuis longtemps renversée.

J'ai vainement cherché, dans les ouvrages les plus
récents de chirurgie, les documents qui m'étaient
nécessaires pour tracer une histoire complète de
l'infection purulente : c'est avec un profond étonnement que je n'y ai trouvé qu'une ébauche im-
parfaite, et incapable de donner une idée même
superficielle de la pyohémie.

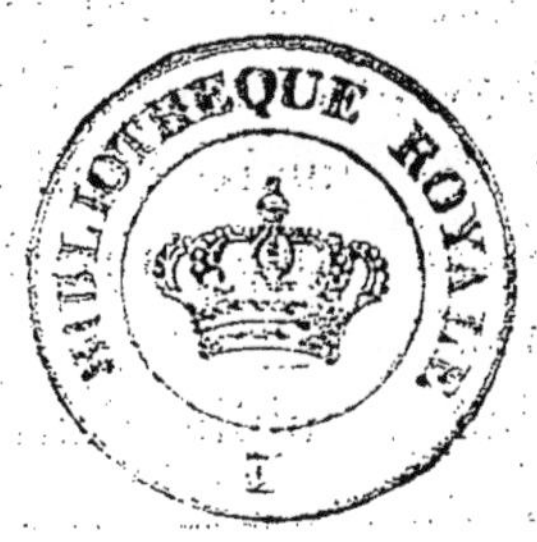

TABLE DES MATIÈRES.

www.ingramcontent.com/pod-product-compliance
Ingram Content Group UK Ltd.
Pitfield, Milton Keynes, MK11 3LW, UK
UKHW021923070726
13614UKWH00001B/218